# "救"在眼前

## 在眼前

# 社会急救速查手册

深圳市宝安区应急医疗救援培训中心　组织编写

深圳市宝安区应急医疗救援培训中心

《"救"在眼前：社会急救速查手册》编委会

**编　著**　张文武　于学忠

**参编者**（以姓氏笔画为序）

于学忠　朱华栋　刘小利　刘文华　张文武　武海波

林锦乐　周小涛　徐　军　梁锦峰　傅　萱　窦清理

**图片编著者**（以姓氏笔画为序）

卫　剑　王从华　刘衬云　李　娜　李　翔　张体浩　张锦锋

幸翠梅　陶伍元　商　友　黄贤文

人民卫生出版社

·北京·

**图书在版编目（CIP）数据**

"救"在眼前：社会急救速查手册/张文武，于学忠编著. —北京：人民卫生出版社，2022.1（2023.2重印）

ISBN 978-7-117-32666-7

Ⅰ.①救… Ⅱ.①张… ②于… Ⅲ.①急救–手册 Ⅳ.①R459.7-62

中国版本图书馆 CIP 数据核字（2021）第 272280 号

| | | |
|---|---|---|
| **人卫智网** www.ipmph.com | 医学教育、学术、考试、健康， | |
| | 购书智慧智能综合服务平台 | |
| **人卫官网** www.pmph.com | 人卫官方资讯发布平台 | |

"救"在眼前：社会急救速查手册
"Jiu" Zai Yanqian: Shehui Jijiu Sucha Shouce

编　　著：张文武　于学忠
出版发行：人民卫生出版社（中继线 010-59780011）
地　　址：北京市朝阳区潘家园南里 19 号
邮　　编：100021
E - mail：pmph @ pmph.com
购书热线：010-59787592　010-59787584　010-65264830
印　　刷：北京盛通印刷股份有限公司
经　　销：新华书店
开　　本：889×1194　1/32　印张：6.5
字　　数：120 千字
版　　次：2022 年 1 月第 1 版
印　　次：2023 年 2 月第 2 次印刷
标准书号：ISBN 978-7-117-32666-7
定　　价：36.00 元
打击盗版举报电话：010-59787491　E-mail：WQ @ pmph.com
质量问题联系电话：010-59787234　E-mail：zhiliang @ pmph.com

# 前言

在我国，院外心脏停搏（OHCA）者的生存率约1%，远低于欧美国家的10%～12%。这巨大差距的主要原因是社会公众没有掌握基本的急救知识与技能，针对心脏停搏（CA）者的心肺复苏（CPR）培训合格的公众不到全国人口的1%（这一数据在美国为33%，法国为40%，德国为80%），大、中型城市中旁观者CPR实施率平均仅为4.5%（这一数据在美国为46.1%，瑞典为46%～73%）。

为尽快缩小与欧美发达国家院外心脏停搏者生存率的差距，深圳市宝安人民医院（集团）借助深圳市政府"医疗卫生三名工程"于2017年初引进了北京协和医院于学忠教授急诊医学团队，并把社会急救体系建设作为重要的学科建设目标，先后提出"急诊医学要还'救'于民""健康中国，急救先行""加快社会急救体系建设，打造5分钟社会救援圈"，在深圳市宝安区倡导"健康宝安，急救先行"的理念，并落实在2017年第四季度对4 000余名宝安区政府公务员的急救知识与急救技能培训中，取得了很好的效果，得到了深圳市宝安区区委、区政府、区人大、区政协的重视与认可。深圳市宝安区政府于2018年5月11日颁布了《宝安区群众性应急救护培训工作方案》，并将社会急救培训列入《宝安居民全生命周期健康服务手册》和《健康宝安行动计划（2018-2020年）》。2019年1月，深圳市宝安区政府工作报告将"完成公众急救培训10万人以上"纳入2019年度民生实事；2020年1月，宝安区委、区政府把"加快社会急救体系建设"分别写入党代会工作报告和政府工作报告；2021年1月，宝安区政府工作报告再次将公众急救培训10万人以上列入宝安区民生实事项目；2021年6月，深圳市宝安区卫生健康局、教育局和红十字会联合印发了《宝安区学校应急救护普及行动方案》，将急救培训课程纳入中小学生军事训练教学大纲。在深圳市宝安区红十字会、宝安区卫生健康局和应急管理局的领导下，2017年1月成立了深圳市宝安区应急医疗救援培训中心（挂靠深圳市宝安区人民医院），专门负责社会急救培训工作，创建了"政府主导、部门协同、专业（家）指引、科技支撑、社会参与"全覆盖的社会急救培训体系，即"宝安模式"。目前已建立了1300余名以医务人员为主力军的社会急救培训导师队伍，购置了培训模型1000余套。自2017年9月至2020年12月31日，共培训2902期，培训党员干部、公务员及企事业单位管理人员、公安干警与交警、保安员、网格员与楼栋长、教师学生、义工、司乘人员、普通公众等总人数177325人，出勤培训导师30096人次。越来越多的学员敢救、会救，先后有20余名学员在不同场合对心脏停搏患者成功施救。宝安区心脏停搏登记数据库 2019 年 3 月至 2021 年 3 月共 1 097 例院外心脏停搏患者的数据显示：旁观者 CPR 实施率已达 17.87%，出院生存率已提升至 4.65%。表明社会公众参入社会急救工作十分迫切，潜力巨大，成效显著！

社会急救是指由非医疗急救人员现场实施的救护患者的活动。为提高社会公众的应急救护能力，做到"敢救""会救""能救"，按照《宝安区群众性应急救护培训工作方案》四"统一"（统一教学大纲、统一技术标准、统一考核标准、统一发证管理）的要求，结合开展社会急救培训的经验，宝安区应急医疗救援培训中心组织编写了《"救"在眼前：社会急救速查手册》。

在本手册的编写过程中，得到了深圳市宝安区应急医疗救援培训中心黄捷、刘惠灵、尹松涛、雷圣贤、罗小春、梁兵、穆恩、梁春鸣、宋群利、戴广标、刘汉泉、石艺哲、程满意、桂见军、彭俊杰、季艳、丛书、张艳、杨文莉、李小云、罗翠芳、黄丽华、陈立平、利东立、王金宝、冯奕敢、陈坤池、王晓斌等社会急救培训导师的大力协助，同时还得到了中华医学会急诊医学分会、中国急诊专科医联体、中国医师协会急诊医师分会、中国医师协会急救复苏和灾难医学专业委员会、中国研究型医院学会心肺复苏学专业委员会、中国老年保健协会心肺复苏专业委员会等学术团体的专家以及新加坡中央医院、中国台湾秀传医院、中国香港荃湾仁济医院、中国香港消防处、深圳市红十字会、深圳市急救中心等单位的专家大力支持，他们结合各自开展社会急救培训的经验，对本手册的编写提出了许多有益的指导意见。深圳市宝安区红十字会、宝安区卫生健康局、宝安区应急管理局、深圳市宝安人民医院（集团）、深圳市宝安区中医院（集团）、深圳市中西医结合医院、深圳市宝安区中心医院、深圳市宝安区松岗医院、深圳市宝安区石岩医院、深圳市宝安区福永医院、深圳市机场急救中心和人民卫生出版社对本书的出版十分重视，给予了大力支持，在此一并表示衷心的感谢。

作为深圳市政府"医疗卫生三名工程"、深圳市医学重点学科和宝安区应急救护培训专项建设成果项目，本手册的出版得到了深圳市政府"医疗卫生三名工程"、宝安区应急救护培训专项和深圳市医学重点学科建设经费资助。

作为从事急诊急救工作的医疗专业人员，编写以社会公众为主要读者对象的科普手册，面临许多新的挑战！本手册难免存在某些片面或不足之处，殷切期望各位读者和同道们给予批评指正，以便再版时进一步充实提高。

深圳市宝安区应急医疗救援培训中心
《"救"在眼前：社会急救速查手册》编委会
张文武 于学忠
2021 年 12 月

# 内 容 提 要

　　本手册共分 6 章。第 1 章简述了社会急救体系建设与法律保障。第 2 章突发事故，介绍了如何拨打 120 急救电话、成人、儿童和婴儿心跳呼吸骤停的识别与急救操作规范、流程，以及如何使用 AED。第 3 章创伤救治简介了严重出血、头部、眼部、脊椎损伤和骨折、烧烫伤的早期识别与急救处理。第 4 章急危重症，介绍了常见的急危重症如心绞痛、急性心肌梗死、脑卒中、哮喘发作、癫痫发作、休克、中暑、中毒、触电、溺水、异物卡喉等的识别与急救。第 5 章介绍了火灾、交通事故、地震、踩踏事故和洪涝等现场自救与互救方法与注意事项。第 6 章社会急救技能培训操作训练流程与考核介绍了心肺复苏、AED、气道异物梗阻、创伤止血、包扎、固定、搬运等急救技能培训操作流程要点与考核方法。全书通俗易懂，图文并茂，实用性强。是社会公众日常生活中掌握急救知识与技能的速查手册，同时也是社会公众急救知识与技能培训必备的参考读物。

# 目录

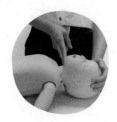

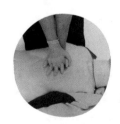

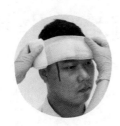
## 第5章　灾害现场自救与互救

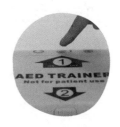

# 第 1 章

# 社会急救
## 体系建设与
## 法律保障

# 社会急救
## 体系建设

我国现行的急诊医疗服务体系（EMSS）由院前急救体系、院内急诊体系和重症监护治疗体系组成。然而，我国 EMSS 的发展还面临着巨大挑战：院外心脏停搏的生存率低；旁观者心肺复苏（CPR）的实施率有待进一步提高；CPR 培训合格的公民人数距离发达国家还有差距。加快社会急救体系建设已迫在眉睫！

社会急救是指由非医疗急救人员现场实施的救护患者的活动；目前我国城市院前急救专业人员到达现场的时间平均为 10~15 分钟，表明病员在得到专业的医疗急救前存在 10~15 分钟的急救"空窗期"。对于心源性心脏停搏者，每过一分钟，死亡率会增加 10%；心脏停搏 1 分钟内抢救成功率 > 90%；心脏停搏 4 分钟内抢救成功率约为 60%；心脏停搏 6 分钟内抢救成功率约为 40%；心脏停搏 8 分钟内抢救成功率约为 20%；心脏停搏 10 分钟以后抢救成功率几乎为 0。救命的黄金时间是 5 分钟内。"时间就是生命"，生命需要全社会共同守护！因此我们大力倡导"健康中国，急救先行"理念，并在政府主导下，希望社会各行业各部门、家庭与个人都高度重视和积极参与社会急救体系建设，掌握基本的急救知识与技能，众志成城打造"5 分钟社会救援圈"！有望在院前急救人员到达现场之前，尽可能地缩短急救"空窗期"，争取在"5 分钟"内得到社会公民力所能及的救援（包括启动 EMSS、心肺复苏术、应用 AED、解除气道异物梗阻、止血包扎固定等，其中也包括自救），从而为后续治疗赢得时间与机会！

"健康中国行动（2019-2030）"，把社会急救知识与技能培训纳入公民基本素质教育目录，并纳入政府应急队伍体系建设管理。倡导全体医务人员在急诊急救人员的引领下积极参与社会急救培训，努力成为社会急救体系的主力军、宣传员。同时，欢迎与鼓励有志于社会急救培训的志愿者参与。从而形成"人人想救、人人敢救、人人会救、人人能救"的社会急救服务环境。

社会急救体系建设是一项人人有责、社会共担的重要性、长期性工作，需要社会各界的协同努力。将社会急救知识与技能融入日常生活，个人、家庭、社会和政府各方共同参与，实现全社会共建共享。通过加强正面宣传、科学引导和典型案例报道，增强社会的普遍认知、广大人民群众的急救意识和自救互救的能力、个人参与社会急救的积极性，让每一个人"想救、敢救、会救、能救"，营造一种有利于社会急救可持续发展的社会环境，为打造"5 分钟社会救援圈"提供良好的社会氛围。

# 法律保障与
## 急救意识

  我国一直倡导"扶危济困"的良好社会道德风尚，针对"敢不敢救"的问题，逐步完善的法律制度提供了坚实的社会保障。已于 2021 年 1 月 1 日正式实施的《中华人民共和国民法典》，被俗称为"好人法"的第 184 条规定：**"因自愿实施紧急救助行为造成受助人损害的，救助人不承担民事责任"**。2020 年 6 月 1 日正式实施的《中华人民共和国基本医疗卫生与健康促进法》第 27 条规定："卫生健康主管部门、红十字会等有关部门、组织应当积极开展急救培训，普及急救知识，鼓励医疗卫生人员、经过急救培训的人员积极参与公共场所急救服务。公共场所应当按照规定配备必要的急救设备、设施"。上述相关法律条文的完善，从法律制度建设层面保障了救助的相关法律问题，同时也在法律实施层面对全社会参与社会急救体系建设提出了更高的要求。

  相关法律法规的颁布，从法律层面积极鼓励懂急救的市民第一时间对遭遇意外的患者及时施救，既有助于挽救人民群众的生命，又能够避免"英雄流血又流泪"

的尴尬与无奈。"好人法"的颁布，一定程度上解决了"敢不敢救"的问题，但现实中，还有一个"会不会救"的问题。

以心肺复苏（CPR）为核心的急救知识与技能应成为广大市民日常生活必备的知识和技能。面对心脏停搏（CA）的患者，在迅速作出判断之后，必须敢救，立即做CPR！面对其他急需帮助的危重患者，如创伤、异物卡喉、癫痫、休克等，如果能借助于这本速查手册，冷静进行判断、果断采取行动，就有望为伤者争取更多的宝贵时间。

# 第2章

# 突发
# 事故

# 如何拨打 120电话

**1** 详细描述地址／门牌号，提供周边醒目的"地标"。

**2** 要把患者的"症状"告诉调度员。

**3** 最好安排人到小区门口或村口接车，并保证道路通畅。

**4** 快速、准确回答调度员需要了解的其他问题，留下联系电话并保持电话通畅，除非调度员安排，不要先挂电话。

**5** 确保环境安全的前提下，等待时不要搬移患者，以免影响救治。

**6** 在现场做点能"救人"的事情（参考本手册指引）。

**7** 抓紧时间准备去医院必须携带的物品：身份证、医保卡、现金、病历资料等。

# 心肺复苏
## 流程

### 1 评估现场
是否存在危险？

**无** →

**有** ↓

① 首先需要确保自身安全
② 评估现场环境安全
③ 排除对患者的危险，必要时搬移患者脱离危险

### 2 评估患者
有无心肺复苏指征？

↓

① 神志丧失：拍打患者双肩，并大声在患者双耳分别呼喊"喂喂，你怎么了？""喂喂，你醒醒！"，均无反应
② 呼吸消失（无胸廓起伏）或叹气样呼吸
③ 脉搏消失：触不到颈动脉搏动

**有** →

**无** →

①先拨打 120，通知路人 / 保安等相关人员携带 AED

②尽快开始心肺复苏（步骤 4）

**4**
## 心肺复苏
成人见成人心肺复苏
儿童见儿童心肺复苏

**3**
### 大声呼救
是否只有你一人？

是

否 →

①请路人甲帮忙拨打 120

②请路人乙寻找 AED，见 AED 使用相关内容

③尽快开始心肺复苏（步骤 4）

①将患者翻为侧卧位（图 2-1）

②如需要，向其他路人寻求援助，拨打 120

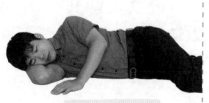

图 2-1　侧卧位

## 心肺复苏有效指标

1. 面色（口唇）：有效复苏时，面色由发绀转为红润；复苏无效，面色仍为灰白。

2. 神志：有效复苏时，病人对按压／疼痛刺激有反应，出现眼球活动／痛苦表情。

3. 呼吸：有效复苏时，出现自主呼吸或者喘气动作。

4. 血压：按压有效时，指导旁人尝试是否"每次按压可扪及一次动脉搏动"，如停止按压，搏动消失，应继续胸外按压；如按压停止后仍可触及动脉搏动，则复苏有效。

5. 瞳孔：有效复苏时，瞳孔由大变小；如瞳孔扩大、固定，则复苏无效。

## 停止心肺复苏的判断

1. 患者自主呼吸及心跳恢复良好。

2. 有其他目击者接替抢救，或有医生到场承担了复苏工作。

3. 有医生到场，判断病人已死亡。

以上三项具备其一，现场抢救人员可考虑终止心肺复苏。

# 心跳呼吸骤停
## （成年人及 13 岁以上儿童）

## 1 救护体位

将患者置于稳定坚固的平面，取仰卧位。救护员位于患者的一侧（宜选择右侧近胸位），双膝跪地，与肩同宽（图 2-2）。请路人立即拨打 120 并代为寻找附近的 AED 设备。

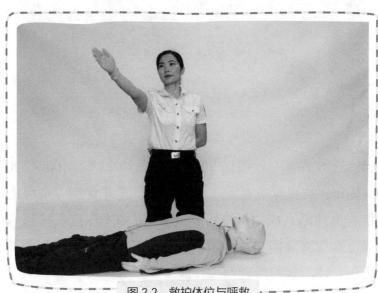

图 2-2　救护体位与呼救

# 2 胸外按压

解开患者衣物，将一只手掌根置于两乳头连线的中点，五指上翘，另一只手的掌心搭于下面手的背面，五指相扣（图2-3）。身体前倾，双臂绷直，髋关节作为支点，利用自身重量垂直向下按压。

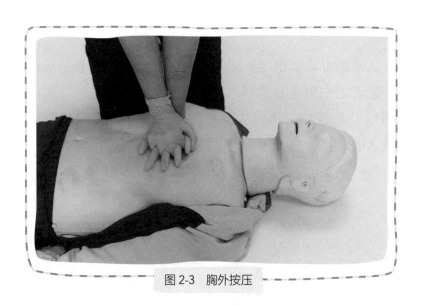

图 2-3　胸外按压

连续有节奏地按压 30 次，按压频率达到 100～120 次/分，按压深度达到 5～6 厘米。通常女性应全力力量、男性需八成力量即可达到 5～6 厘米深度。按压后保证胸廓充分回弹，但掌根不要离开胸壁但也不能额外施压，注意观察患者面部反应。

按压中断时间不要超过 10 秒钟！

# 3 开放气道

侧头清理患者口中异物。"压额抬颏法"开放气道，即一手掌掌腹（非虎口侧）压于患者前额，使头后仰，另一手两指（食指与中指）侧抬下巴（着力点于下颌骨侧边 2 厘米），使头后仰呈 90 度角（图 2-4）（怀疑脊椎损伤见第 39 页）。

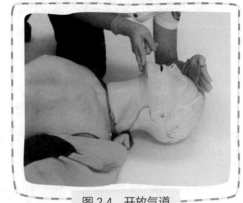

图 2-4　开放气道

# 4 人工呼吸

保持"压额抬颏"状态，人工呼吸 2 次，捏住鼻子，张口包住口唇部，匀速缓慢送气持续 1 秒（图 2-5）。患者胸部隆起则人口呼吸有效。吹完后放松患者鼻翼间

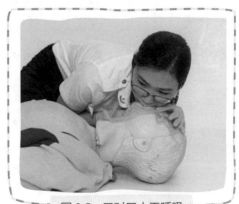

图 2-5　口对口人工呼吸

歇 1 秒再吹第二口气。

拒绝或无法口对口呼吸，或病患口中涌出血性液体、化学品等，可单纯只进行胸外按压。

## 5 反复胸外按压与人工呼吸

按 30：2 的频率（即按压 30 次，吹气 2 口）重复胸外按压与人工呼吸，进行 5 轮循环，用时 2 分钟。

再次评估患者意识、呼吸、脉搏，用时小于 10 秒钟；如果没有恢复，继续新的 5 轮循环，直到心肺复苏成功或救援人员赶到。

AED 到达现场后立即开始使用。

## 6 心肺复苏成功

整理好患者衣物，注意保暖。保持呼吸道通畅，与急救人员交待发病过程及急救经过（胸外按压启动时间或除颤时间等）。

# 心跳呼吸骤停
## （1～12 岁儿童）

## 1 救护体位

多见于溺水 / 触电后，脱离现场后将患儿置于稳定坚固的平面，取仰卧位。救护员位于患儿的一侧（宜选择右侧近胸位），双膝着地，与肩同宽。请路人立即拨打 120 并代为寻找附近的 AED 设备。

## 2 胸外按压

解开患儿衣物，将一只手掌根置于两乳头连线的中点，五指上翘，另一只手的掌心搭于下面手的背面，五指相扣。身体前倾，双臂绷直，利用自身髋关节作为支点，垂直向下按压。

连续有节奏地按压 30 次，按压频率达到 100～120 次 / 分，按压力度应以达到患儿胸廓前后径的 1/3（5 厘米左右），不宜过大，按压后保证胸廓充分回弹，但掌根不要离开胸壁但也不能额外施压，注意观察患儿面部反应。

按压中断时间不要超过 10 秒钟！

# 3 开放气道

侧头清理患者口中异物。"压额抬颏法"开放气道，即一手掌掌腹（非虎口侧）压于患者前额，使头后仰，另一手两指（食指与中指）侧抬下巴（着力点于下颌骨侧边2厘米），使头后仰呈60度角（怀疑脊椎损伤见脊椎损伤一节内容）。

# 4 人工呼吸

保持"压额抬颏"状态，人工呼吸2次，捏住鼻子，张口包住口唇部，匀速缓慢送气持续1秒。患者胸部隆起则人口呼吸有效。吹完后放松患者鼻翼间歇1秒再吹第二口气。

拒绝或无法口对口呼吸，可单纯只进行胸外按压。

# 5 反复胸外按压与人工呼吸

仅有一人抢救时按30：2的频率（即按压30次，吹气2口），两名以上施救者（1人按压，1人吹气）按15：2的频率，即按压15次，吹气2口，重复胸外按压与人工呼吸，进行5轮循环。

再次评估患者意识、呼吸、脉搏，用时小于10秒钟；如果没有恢复，继续新的5轮循环，直到复苏成功或救援人员赶到。

针对 8 岁以上儿童，AED 到达现场后立即开始使用。

# 6 心肺复苏成功

整理好患者衣物，注意保暖。保持呼吸道通畅，与急救人员交待发病过程及急救经过（胸外按压启动时间或除颤时间等）。

# 心跳呼吸骤停
## （未满周岁婴儿）

## 1 评估与呼救

评估面容是否苍白/紫绀，拍打患儿足底，不要摇晃身体（图2-6）。如果没有反应，观察胸廓起伏及有无喘气动作，已学医学知识的人可检查肱动脉有无搏动，总检查时间不超过10秒钟（图2-7）。若没有呼吸和脉搏，立即心肺复苏，同时请旁人去拨打120。如果有意识、呼吸及脉搏，则尽快送院。

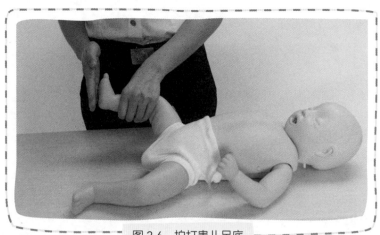

图2-6 拍打患儿足底

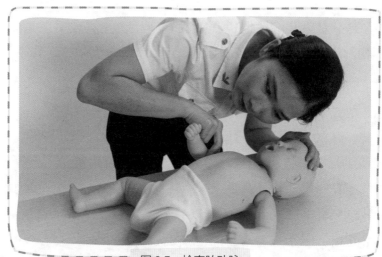

图 2-7　检查肱动脉

## 2 胸外按压

解开患儿衣物，将两指（食指和中指）并拢后置于两乳头中点下方处（一指距离），垂直向下按压。

连续有节奏地按压 30 次，按压频率达到 100～120 次/分，按压力度应以达到患儿胸廓前后径的 1/3（4 厘米左右），不宜过大，按压后保证胸廓充分回弹（图 2-8），两

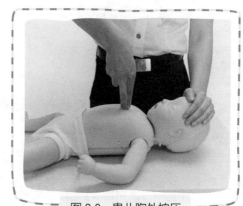

图 2-8　患儿胸外按压

指尖不要离开胸壁但也不能额外施压，注意观察患儿面部反应。

按压中断时间不要超过 10 秒钟！

# 3 开放气道

清理患儿口中的异物。"压额抬颏法"开放气道，

即一手掌掌腹（非虎口侧）压于患者前额，使头后仰，另一手两指（食指与中指）侧抬下巴（着力点于下颌前端下方），使头后仰呈 30 度角（图2-9）。

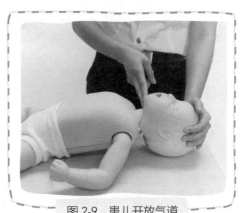

图 2-9　患儿开放气道

# 4 人工呼吸

保持患儿气道开放状态，深吸一口气，张口包住患儿口鼻部，匀速缓慢送气（图 2-10）。人工呼吸 2 次，每次吹气约 1 秒钟，观察患儿胸部隆起为标准。吹完移开口，看胸部回落，约 1 秒钟后再吹第二口气。

拒绝或无法口对口呼吸，可单纯只进行胸外按压。

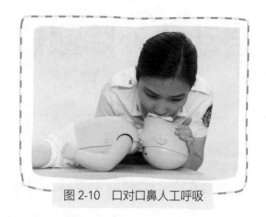

图 2-10　口对口鼻人工呼吸

# 5 反复胸外按压与人工呼吸

仅有一人抢救时按 30 ∶ 2 的频率（即按压 30 次，吹气 2 口），两名以上施救者（1 人按压、1 人吹气）按 15 ∶ 2 的频率，即按压 15 次，吹气 2 口，重复胸外按压与人工呼吸，进行 5 轮循环。

再次评估患者意识、呼吸、脉搏，用时小于 10 秒钟；如果没有恢复，继续新的 5 轮循环，直到复苏成功或救援人员赶到。

# 6 心肺复苏成功

整理好患儿衣物，注意保暖。

将患儿搂在怀里，面部朝下倾斜，以防舌后坠或呕吐物阻塞气道，保持呼吸道通畅，与急救人员交待发病过程及急救经过（胸外按压启动时间或除颤时间等）。

# 自动体外除颤仪（AED）

　　自动体外除颤仪（AED）是一部通过释放电击促使心跳恢复的关键急救仪器。患者发生心跳骤停方可使用，心肺复苏时应即到即用。以下为使用步骤：

## 1 打开电源

　　打开包装，取出 AED，将 AED 放在患者身旁（建议将 AED 放置于患者头顶附近），打开电源开关（图2-11），按照 AED 语音提示操作。取出 2 块电极片。

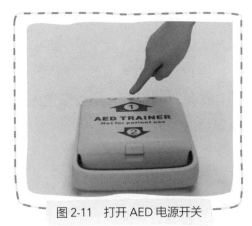

图 2-11　打开 AED 电源开关

# 2 粘贴电极片，插入插头

擦干伤患胸部液体（水、汗液等），撕去电极片上的贴膜，按电极片背后提示，一片贴在右上胸，一片贴在左下胸（图 2-12）。线端插入 AED 接 口（ 图 2-13 ）。

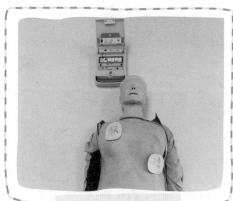

图 2-12　粘贴电极片

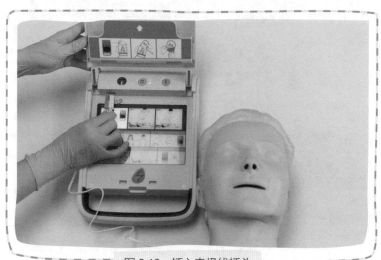

图 2-13　插入电极线插头

# 3 等候 AED 识别是否需要除颤

等候 AED 分析心律，判断是否需要电除颤。此时不要触碰病人。

# 4 按下除颤按钮

得到需要除颤的提示，除颤按键闪亮并有语音提示。此时不要触碰病人。所有人员远离患者，按下除颤按键（图 2-14）。

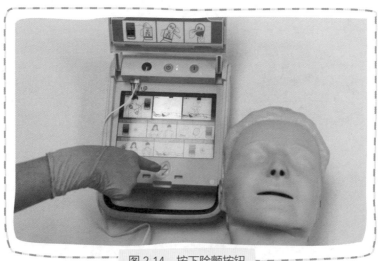

图 2-14　按下除颤按钮

# 5 继续心肺复苏

AED 除颤完成后继续心肺复苏（图 2-15），2 分钟后 AED 会实时监测心律并语音提示是否需要再次除颤。

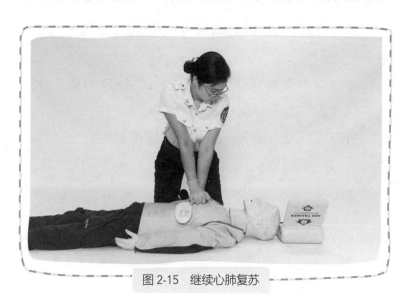

图 2-15　继续心肺复苏

# 6 使用 AED 注意事项

严格按照 AED 语音提示操作：有两次声音提醒"不要触碰病人"，第一次提醒为 AED 分析心律时；第二次提醒为按下除颤按键前，告知所有人员远离伤患，确认无人接触伤患后再按下除颤键进行电除颤，以免误伤他人！

## 附：深圳 AED 分布查询

打开：手机网络以及定位；

打开：微信 - 我 - 支付 - 城市服务（地区设置为深圳）；

选择：看病就医 - 急救服务 - 深圳市急救中心 -AED 导航；

可以立即查看离我们距离最近的 AED 网店，并点击"到这去"地图导航；

可以将"城市服务"添加为快捷小程序。

# 第 3 章

# 创伤
# 救治

# 严重出血

## 识别

- 可见鲜血从伤口喷出/涌出

**可能会有**

- 脉搏微弱、皮肤湿冷、呼吸急促、坐卧不安等表现
- 不省人事

## 应对

- → 伤口施压
- → 抬高并承托受伤部位
- → 包扎伤口
- → 拨打 120
- → 进行抗休克并监测伤者生命体征

## 注意

- 如果可找见一次性手套，就要戴上，以防感染
- 如伤者昏迷，检查呼吸情况，有呼吸则将其置于侧卧位；无呼吸则检查大动脉搏动，必要时心肺复苏
- 如果伤口有异物附着，在异物两侧堆积敷料，不要强行拔出

# 1 伤口施压

- 脱去或剪掉伤口处的所有衣物。
- 用消毒敷料、干净不起绒的布垫覆盖伤口，用手指或手掌紧紧按压（图 3-1）。
- 安慰伤者，消除紧张情绪。

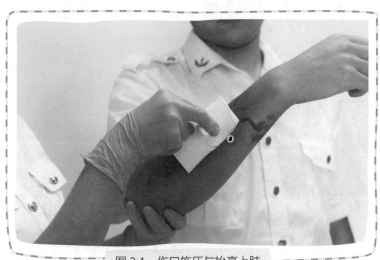

图 3-1 伤口施压与抬高上肢

# 2 抬高并承托受伤部位

- 举起受伤部位（图 3-1），超过伤者心脏高度。
- 如果怀疑伤处骨折，固定伤口上下关节后轻轻搬动。
- 帮助伤者躺下。

# 3 包扎伤口

- 用干净的条带（绷带 / 皮带等）固定布垫（图 3-2）。

- 如果出血不止，再加一块布垫并重新施加压力。如果血渗透第二块布垫，把两块都去掉，换块新的，并对出血处施加压力。

- 不要扎死条带，定时检查远端手指 / 足趾是否发绀；若发绀，可稍松紧条带。

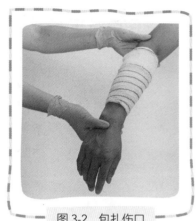

图 3-2　包扎伤口

# 4 拨打 120

- 迅速拨打 120，拨打 120 后描述出血及处置情况，接线员协助判断等待急救人员或自行前往医院。

# 5 快速转运并监测

- 置患者卧床保暖，快速转运，禁饮水（以免误吸），观察伤口渗血，必要时更换布垫或再加一层布垫。

- 观察伤者反应、脉搏和呼吸，必要时心肺复苏。

# 头部创伤

头部伤口

**可能会有**

- 颅骨凹陷
- 神志不清、呕吐或部分身体难以控制

**应对**

- → 控制出血
- → 覆盖敷料绷带固定
- → 拨打 120
- → 帮助伤者躺下

**注意**

- 如果可找见一次性手套，就要戴上，以防感染
- 如果伤者昏迷，检查呼吸情况，有呼吸则将其置于侧卧位；无呼吸则检查大动脉搏动，必要时心肺复苏
- 如果出血不止，再加一块布垫并重新施加压力
- 怀疑合并脊柱损伤，用毛巾、软垫等固定颈部脊柱。（详见脊椎损伤一节）

# 1 控制出血

- 将撕裂皮肤贴回到伤口上。
- 用消毒敷料、干净不起绒的布垫覆盖伤口，用手指或手掌紧紧按压（图 3-3）。
- 安慰伤者，消除紧张情绪。

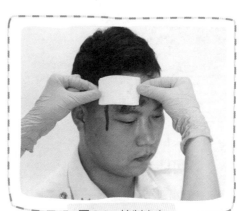

图 3-3 控制出血

# 2 覆盖敷料绷带固定

- 用条带（绷带）将布垫固定在伤口处（图 3-4）。
- 随身有弹性的网格套也可作为头套固定布垫。
- 若伤口仍在出血，可加多一层布垫并重新施加压力。

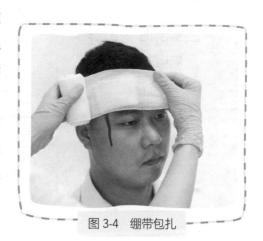

图 3-4 绷带包扎

# 3 拨打 120

拨打 120 后描述出血及处置情况，接线员协助判断是等待急救人员还是自行前往医院。

# 4 平卧并转运

- 置患者卧床保暖，确保伤者头部和胸部略高（图 3-5）。
- 快速转运，禁饮水，观察伤口渗血，必要时更换布垫或加多一层布垫。
- 观察伤者反应、脉搏和呼吸，必要时心肺复苏。

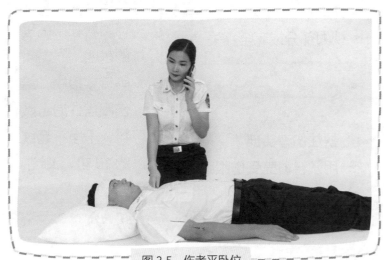

图 3-5　伤者平卧位

# 眼部受伤

- 伤眼剧痛
- 眼睑痉挛
- 可见伤口，从伤口流出血液或透明液体

**可能会有**
- 不可见的伤口或眼睛充血
- 视力部分或完全丧失

## 应对

→ 扶住伤者头部
→ 用敷料覆盖受伤眼睛
→ 尽快送院

## 注意

- 不要让伤者揉搓伤眼
- 不要触摸眼睛，更不要触碰里面的晶状体
- 不要试图去除任何附着在眼睛里的东西
- 等待救援中，给伤眼盖住消毒敷料、干净不起绒的布垫，绷带固定

# 1 扶住伤者头部

- 伤者仰卧位，头部枕于你的膝部，嘱其不要活动（图 3-6）。
- 安慰伤者，消除紧张情绪。
- 嘱伤者保持未受伤的眼不转动，因为未受伤的眼睛活动会引起伤眼一同活动，造成进一步创伤。

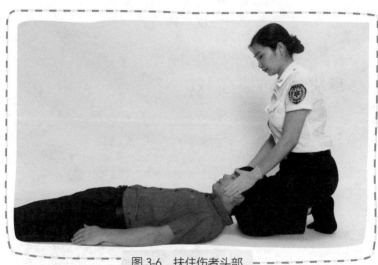

图 3-6　扶住伤者头部

# 2 用敷料覆盖受伤眼睛

- 用消毒敷料、干净不起绒的布垫盖住伤眼（图 3-7），嘱其不要睁开未受伤的眼。
- 继续保持伤者头部稳定姿势。

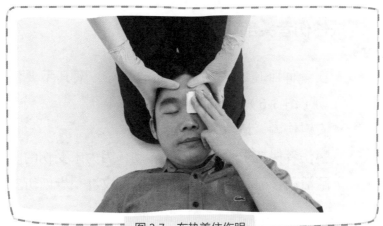

图 3-7　布垫盖住伤眼

## 3 尽快送院或拨打 120

- 快速前往医院处理，途中保持救治时的姿势（图 3-8）。
- 有必要则拨打 120。

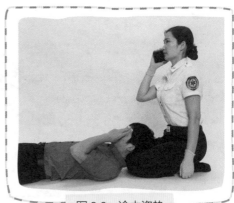

图 3-8　途中姿势

# 脊椎损伤

## 识别

- 头部或背部疼痛
- 弯曲的脊椎上出现凹凸不平
- 脊椎旁肌肉触痛

**可能会有**

- 肢体活动困难，或完全不能活动
- 感觉丧失，或感觉异常
- 大小便失禁
- 呼吸困难

## 应对

→ 稳定并承托头部
→ 承托伤者颈部
→ 拨打 120

## 注意

- 如果伤者没有身陷险境，则保持原地不动，切勿搬动
- 如果伤者昏迷，则轻抬下颌畅通气道，但不后仰头部
- 无呼吸且大动脉搏动消失应立即 CPR（心肺复苏）

# 1 稳定并承托头部

- 安慰伤者，消除紧张情绪，嘱其不要乱动（图 3-9）。
- 最好取仰卧位，双手按住伤者头部两侧，稳定头部，从而保持头部、颈部、脊椎呈一直线。

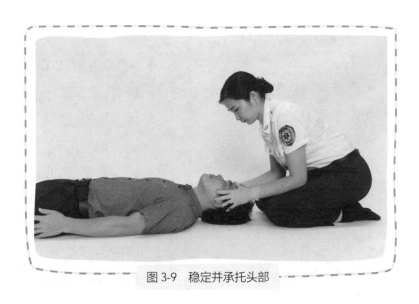

图 3-9　稳定并承托头部

# 2 承托伤者颈部

- 请旁人将毛巾、软垫等放在伤者颈部、肩部周围（图 3-10）。
- 保持稳定头颈部姿势直到救援到达。

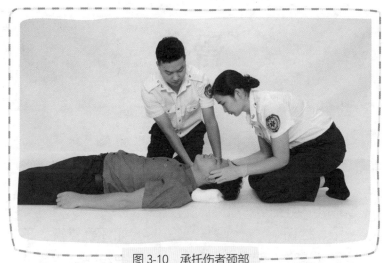

图 3-10 承托伤者颈部

## 3 拨打 120

- 如有可能，叫助手拨打 120，描述怀疑脊椎损伤
- 等待救援时，观察伤者反应、脉搏和呼吸
- 如果伤者昏迷，则轻抬下颌，不后仰头部，畅通呼吸道，检查呼吸情况，必要时心肺复苏

# 骨折

识别

- 骨折处变形、肿胀、挫伤
- 骨折部位疼痛，难以活动

**可能会有**

- 肢体异常弯曲、扭曲、变短
- 创伤，可能有断骨戳出来

**应对**

→ 固定并保护受伤部位
→ 用软垫保护伤处
→ 尽快送院

**注意**

- 如怀疑骨折，不要给伤者进食、饮水，避免活动
- 适当抬高伤肢，减轻疼痛肿胀，可冰敷
- 不到万不得已，不要自行移动伤者
- 等待专业救援时，不要试图给伤处扎紧绑带

# 1 固定并保护受伤部位

- 帮助伤者抬高受伤肢体，上肢保持曲肘位（上臂与下臂呈 90 度），用干净条带固定胸前；下肢保持伸直，不可弯曲。
- 若有畸形，用棒棍等固定畸形位置上下关节。

# 2 用软垫保护伤处

- 在受伤部位四周用毛巾、软垫等固定承托。
- 如果是开放性骨折，用干净不起绒的布垫先止血包扎，再用软垫条带固定。

# 3 尽快送院或拨打 120

- 快速前往医院处理，有必要则拨打 120。
- 断指／肢应用干净冰袋同时带入医院。
- 观察伤者反应、脉搏和呼吸，必要时心肺复苏。

（前臂骨折、上臂骨折、小腿骨折、大腿骨折的处理，参见第 6 章"创伤止血、包扎、固定、搬运技能操作训练流程"部分）

# 烧伤及烫伤

## 识别

- 皮肤发红
- 疼痛
- 皮肤肿胀起疱

## 应对

→ 冷却处理
→ 脱去任何妨碍物品
→ 覆盖伤处
→ 尽快送院

## 注意

- 不要涂抹药膏、润肤液、香油、酱油等
- 不要触碰伤处或挑破水疱
- 不要试图去除任何粘在伤处的东西
- 伤处在面部，不要覆盖，保持冲洗，待救援到达
- 如果是化学品造成的烧伤，至少冷水冲淋20分钟

# 1 冷却处理

- 冷水冲淋受伤部位至少 10 分钟（图 3-11）。
- 化学品造成的烧伤，冷水冲淋 20 分钟以上。
- 可疑烟雾吸入伤，应转移至空旷地区。
- 安慰伤者，避免过度紧张。

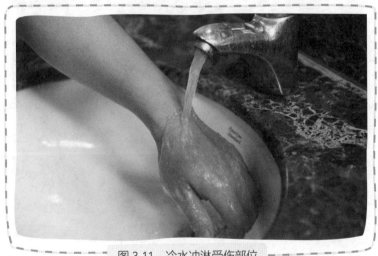

图 3-11　冷水冲淋受伤部位

# 2 脱去衣物 / 首饰

- 小心剪 / 脱去衣物或者首饰，但不可强行剥脱。
- 不要试图去除任何粘在伤处的东西。

# 3 覆盖伤处

- 用干净不起绒的布垫或干净的薄膜塑料袋覆盖伤处（图 3-12）。
- 伤处在面部，不要覆盖，可冲洗，待救援到达。

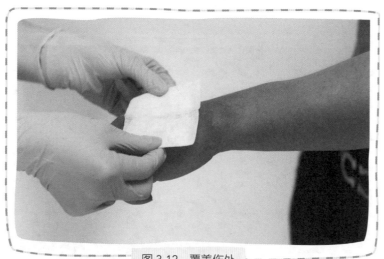

图 3-12　覆盖伤处

# 4 尽快送院

- 快速前往医院处理，有必要则拨打 120。
- 等待救援时，观察伤者反应、脉搏和呼吸，出现口渴者，可予口服少量淡盐水。

# 第 4 章

# 急危
# 重症

# 突发心脏病
## （心绞痛）

**识别**

- 胸部绞痛
- 胸闷、气短，有压迫、发闷或紧缩感
- 历时约 3 ~ 5 分钟，很少超过 15 分钟

**可能会有**

- 疼痛放射至左肩、下颌、颈部等处

**注意**

- 不要让患者饮水
- 如患者昏迷，检查呼吸情况，有呼吸则将其置于侧卧位；无呼吸则检查大动脉搏动，必要时心肺复苏
- 胸痛等症状持续不缓解，拨打 120

**应对**

→ 让患者感觉舒适
→ 让患者服药
→ 观察患者生命体征
→ 必要时拨打 120

# 1 让患者感觉舒适

- 停止一切活动，坐下或卧床休息。
- 让患者头肩部有倚靠，膝部有承托（图 4-1）。
- 让患者平静下来。

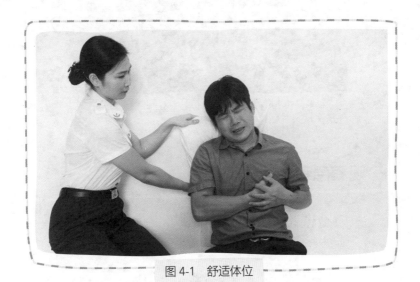

图 4-1  舒适体位

# 2 让患者服自备药

- 如果患者自备有心绞痛的药物，协助他服用（图 4-2）。
- 常见药物：硝酸甘油，1 片舌下含服，1 ~ 2 分钟起作用，90% 的患者可觉胸痛缓解；速效救心丸，一次 4 ~ 6 粒口服。

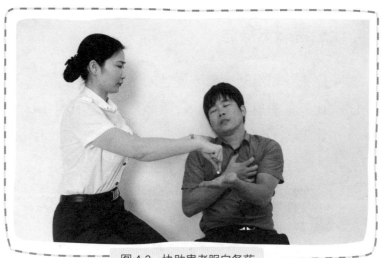

图 4-2　协助患者服自备药

# 3 观察患者生命体征

- 鼓励患者休息，不许旁观者靠近，保持安静。

- 观察患者的
  反应、脉搏
  和呼吸（图
  4-3）。

- 疼痛缓解，
  继续休息一
  段时间后再
  活动。

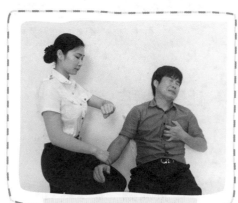

图 4-3　观察患者生命体征

# 4 拨打 120 尽快就医

- 胸痛等症状持续不缓解，迅速拨打 120，描述急性心脏病情况（图 4-4）。
- 等待救援时，继续观察患者的反应、脉搏和呼吸。
- 若患者突然出现昏迷或呼之不应，应立即检查呼吸、脉搏，无呼吸无脉搏需立即心肺复苏。

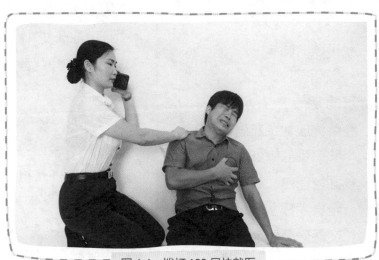

图 4-4  拨打 120 尽快就医

# 突发性心脏病
## （急性心肌梗死）

## 识别

- 胸部绞痛剧烈
- 胸闷、气短，有压迫、发闷或紧缩感
- 持续时间长
- 濒死感

**可能会有**

- 疼痛放射至左肩、下颌、颈部等处
- 面色苍白、口唇青紫
- 全身大汗
- 突然晕厥倒地

## 注意

- 尽快拨打 120
- 阴凉通风处休息，不许旁观者靠近
- 不要让患者饮水
- 如患者昏迷，检查呼吸情况，有呼吸则将其置于侧卧位；无呼吸则检查大动脉搏动，必要时心肺复苏

## 应对

→ 让患者就地休息
→ 迅速拨打 120
→ 观察患者生命体征

# 1 让患者就地休息

- 停止一切活动，阴凉通风处就地休息。绝对卧床休息，严禁下床或下楼。
- 不许旁观者靠近，保持安静。

# 2 迅速拨打 120

- 迅速拨打 120，描述急性心脏病情况（图 4-4）。
- 若患者清醒，取得其家属联系方式，待救援人员到达，将相关信息告知。
- 患者不可自行驾车到院，以免中途意外！
- 通过 120 转送附近有介入治疗资质的胸痛中心。

# 3 观察患者生命体征

- 让患者平静下来。
- 等待救援时，观察患者的反应、脉搏和呼吸（图 4-3）。
- 若患者突然出现昏迷或呼之不应，应立即检查呼吸、脉搏，无呼吸无脉搏需立即心肺复苏。

# 脑卒中

## 识别

- 口角歪斜、流口水
- 说话模糊、吐字不清
- 上肢不能抬举或下肢不能步行
- 晕倒、头晕或头痛
- 昏迷，呼之不应

## 应对

→ 避免搬动
→ 尽快拨打 120
→ 观察患者生命体征

## 注意

- 不要让患者走动、进食、饮水
- 如患者昏迷，检查呼吸情况，有呼吸则将其置于侧卧位，清理口腔中呕吐物，保持呼吸道通畅；无呼吸则检查大动脉搏动，必要时心肺复苏
- 切忌自驾车送患者，以免途中意外

# 1　避免搬动

- 理顺患者躯体，让患者半卧或平卧（图 4-5）。
- 松解患者的衣物，防止头后仰（出现鼾声）。
- 如患者昏迷，检查呼吸情况：有呼吸则将其置于侧卧位，清理口腔中呕吐物，保持气道通畅；无呼吸则检查大动脉搏动，必要时心肺复苏。

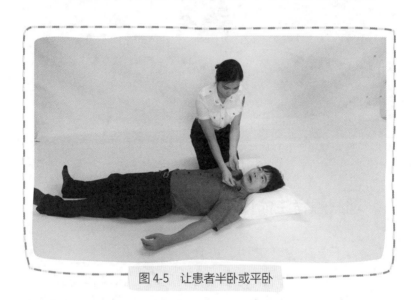

图 4-5　让患者半卧或平卧

# 2　迅速拨打 120

- 迅速拨打 120，描述脑卒中情况，通过 120 转送附近有溶栓及介入治疗资质的卒中中心（图 4-6）。

- 若患者可对答，取得其家属联系方式，待救援人员到达，将相关信息告知。

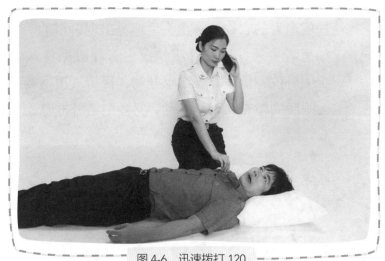

图 4-6　迅速拨打 120

# 3 观察患者生命体征

- 不要让患者走动、进食、饮水。
- 等待救援时，观察患者的反应、脉搏和呼吸。
- 如果患者昏迷加重或频繁呕吐，应该维持侧卧位，清理呕吐物，保持气道通畅（图 4-7）。
- 如果患者出现呼吸及脉搏消失，应立即心肺复苏。

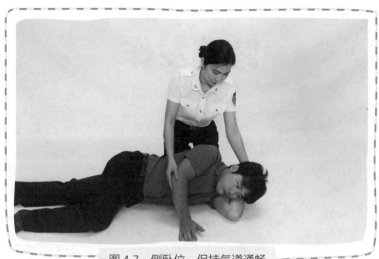

图 4-7　侧卧位，保持气道通畅

# 哮喘发作

## 识别

气促、呼吸困难

**可能会有**

- 说话困难
- 皮肤青紫
- 精疲力竭、不省人事

## 应对

→ 让患者感觉舒适
→ 使用吸入制剂
→ 鼓励患者缓慢呼吸
→ 必要时送院

## 注意

- 不要让患者躺下
- 尽快帮助患者使用吸入制剂
- 如果无吸入制剂，患者喘息、呼吸困难等情况不缓解，拨打120
- 如果严重发作，使用吸入制剂后5~10分钟仍无效，或病情恶化，尽快拨打120
- 如果患者不省人事，检查呼吸情况，无呼吸无脉搏则尽快开始心肺复苏

# 1 让患者感觉舒适

- 安抚患者，嘱放松。开窗或者转移至空旷环境，保持空气流通。

- 协助患者采取自己感觉最舒服的姿势，可选择坐下 / 半卧，稍微向前俯身，上肢支撑于稳固的平面（图 4-8）。

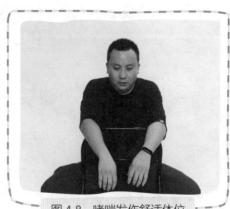

图 4-8　哮喘发作舒适体位

# 2 使用吸入制剂

- 协助患者找到他的缓解剂吸入器，尽快使用（图 4-9）。

- 常见用药：万托宁，1～2喷/次，喷口。

- 一般在使用后几分钟内见效。

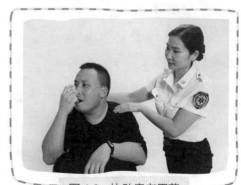

图 4-9　协助患者用药

## 3 鼓励患者缓慢呼吸

- 若气喘等不适在 5 ~ 10 分钟内消失，可鼓励患者再次应用吸入制剂，缓慢深呼吸。
- 家中备有制氧机可协助吸氧治疗。
- 症状完全缓解后，休息一段时间再活动。

## 4 必要时拨打 120 送院

- 如果是首次发作，直接拨打 120。
- 如果无吸入制剂，患者喘息、呼吸困难等情况不缓解，拨打 120。
- 如果是气喘发作严重，使用吸入制剂后 5 ~ 10 分钟仍无效或出现昏迷，尽快拨打 120（图 4-10）。
- 等待救援时，观察伤者反应、脉搏和呼吸。
- 若患者突然出现昏迷或呼之不应，应立即检查呼吸、脉搏，无呼吸无脉搏需立即心肺复苏。

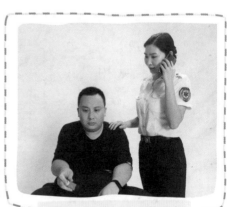

图 4-10　拨打 120 送医院

# 癫痫发作

## 识别

- 突然不省人事
- 双眼上翻
- 四肢绷直
- 间断抽搐
- 面色发绀
- 皮肤青紫
- 背部呈拉弓状
- 可自行苏醒但会反复发作

## 注意

- 不要强行约束患者抽搐
- 不要针刺或塞物品给患者咬，以免二次损伤
- 发作结束后即清理口腔中异物，保持呼吸道通畅
- 检查呼吸情况，有呼吸则将其置于侧卧位
- 发现无呼吸或屏住呼吸，则尽快开始心肺复苏并尽快拨打120

## 应对

→ 保护患者
→ 阴凉通风，解开紧身衣物
→ 发作结束后予侧卧位，清理口腔
→ 必要时拨打120

# 1 保护患者

- 尽量扶住患者慢慢滑下平躺或侧卧（图 4-11）。

- 将患者移至
  安全环境，
  拿走身边锐
  器或潜在危
  险的东西。

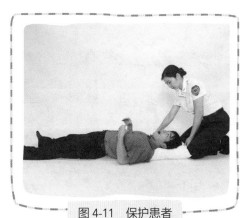

图 4-11 保护患者

- 腾空环境，
  不许旁观者
  靠近，保持
  安 静（图
  4-12）。

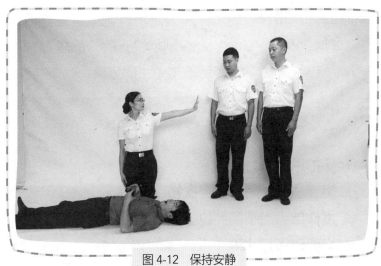

图 4-12 保持安静

## 2 阴凉通风，解开紧身衣物

· 如有条件，在患者头部周围摆放软垫。
· 解开患者紧身衣物、衣领、领带、围巾等。

## 3 发作结束后予侧卧位，清理口腔

· 发作结束后清理患者口腔，保持呼吸通畅。
· 检查患者呼吸情况，有呼吸则将其置于侧卧位
（图 2-1）。

## 4 必要时拨打 120

· 观察患者反应、脉搏和呼吸，不省人事超过 10
分钟，尽快拨打 120。
· 首次发作或反复发作的癫痫，尽快拨打 120。
· 记录首次发病时间，发病次数及每次持续时间。
· 等待救援时，观察伤者反应、脉搏和呼吸。
· 若患者突然出现昏迷或呼之不应，应立即检查
呼吸、脉搏，无呼吸无脉搏则需立即心肺复苏。

# 小儿惊厥

## 识别

- 肌肉猛烈抽搐
- 攥紧拳头
- 弓起背部

**可能会有**

- 发热
- 面部抽搐
- 屏住呼吸
- 不省人事

## 应对

➜ 保护患者
➜ 阴凉通风，温水擦身
➜ 发作结束后予侧卧位，清理口腔
➜ 尽快送院，必要时拨打 120

## 注意

- 不要强行约束患者抽搐
- 不要针刺或塞物品给患者咬，以免二次损伤
- 适当减少衣服
- 发作结束后立即清理口腔中异物，保持呼吸道通畅
- 检查呼吸情况，有呼吸则将其置于侧卧位
- 发现无呼吸或屏住呼吸，则尽快开始心肺复苏并尽快拨打 120

# 1 保护患儿

- 将患者移至安全环境。
- 拿走周围一切东西。
- 如有条件，在患者周围摆放软垫（图 4-13）。

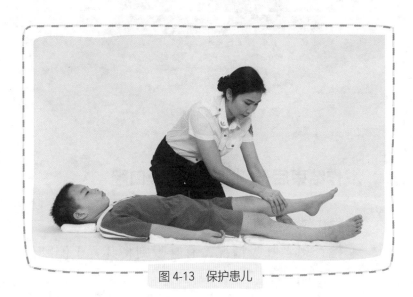

图 4-13　保护患儿

# 2 阴凉通风，温水擦身

- 去除患者衣物。
- 确保环境阴凉通风。
- 用湿毛巾擦拭，从头部开始往下擦（图 4-14）。

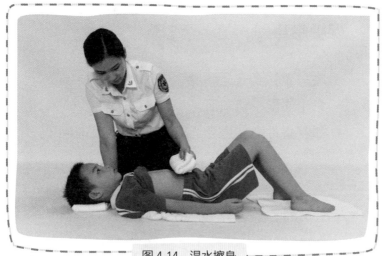

图 4-14　温水擦身

# 3 发作结束后予侧卧位，清理口腔

- 发作结束后清理患儿口腔，保持呼吸通畅。
- 检查患者呼吸情况，有呼吸则将其置于侧卧位（图 4-15）。

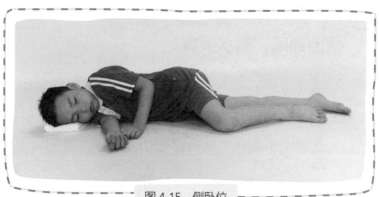

图 4-15　侧卧位

# 4 尽快送院，必要时拨打 120

- 观察患者反应、脉搏和呼吸，尽快送院。
- 若患者突然出现昏迷或呼之不应，应立即检查呼吸、脉搏，无呼吸无脉搏需立即心肺复苏并尽快拨打 120。

# 休克

## 识别

- 脉搏细速
- 皮肤苍白、湿凉
- 皮肤花斑

**随后可能出现**

- 嘴唇内侧青紫
- 衰弱眩晕
- 恶心呕吐
- 呼吸浅促
- 脉搏微弱

**最后可能出现**

- 烦躁、坐卧不安
- 大力喘气
- 不省人事

## 应对

→ 帮助患者躺下
→ 解开紧身衣物
→ 拨打 120
→ 观察患者生命体征

## 注意

- 不要让患者走动
- 除非低血糖导致休克，尽量不要进食水
- 不要离开患者，除拨打 120 外
- 如果患者昏迷，检查呼吸情况，有呼吸则将其置于侧卧位，清理口腔中呕吐物，保持呼吸道通畅；无呼吸则检查大动脉搏动，必要时心肺复苏

# 1 搀扶患者躺下

- 让患者躺在衣物毯子上，与地面隔离（图 4-16）。
- 抬高双腿并固定。
- 头偏一边，保持呼吸通畅。
- 有心脏疾病患者可取半卧位。

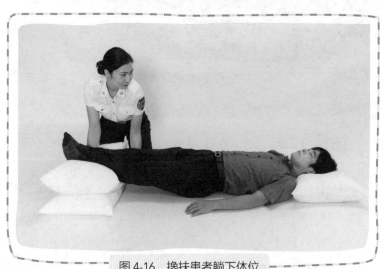

图 4-16 搀扶患者躺下体位

# 2 解开紧身衣物

- 解开患者颈部、胸部、腰部的紧身衣物（图 4-17）。

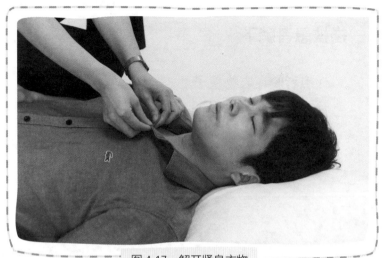

图 4-17　解开紧身衣物

# 3 拨打 120

- 上述处理后患者仍无改善，应尽快拨打 120（图 4-18）。

- 打电话的人如果知道休克的原因，应向接电话的人详细描述，寻求纠正导致休克原因，如创伤出血等。

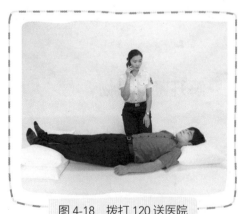

图 4-18　拨打 120 送医院

# 4 观察患者生命体征

- 加盖毯子、衣物等保暖。
- 等待救援时，观察伤者反应、脉搏和呼吸（图 4-19）。
- 若患者突然出现昏迷或呼之不应，应立即检查呼吸、脉搏，无呼吸无脉搏需立即心肺复苏。

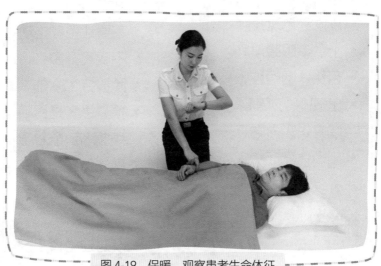

图 4-19　保暖、观察患者生命体征

# 过敏性休克

## 识别

- 恐慌
- 皮肤红色斑疹
- 上、下眼睑浮肿
- 舌头、咽喉肿胀
- 出现呼吸障碍，喘鸣、大力喘息
- 出现休克症状

## 应对

→ 拨打 120
→ 帮助患者消除症状
→ 观察患者生命体征

## 注意

- 不要让患者走动
- 不要离开患者，除拨打 120 外
- 检查患者是否随身携带肾上腺素注射器。如有必要，帮助患者注射
- 及时注射肾上腺素可挽救生命

# 1 搀扶患者躺下

- 让患者躺在衣物毯子上，与地面隔离。
- 抬高双腿并固定。
- 头偏一边，保持呼吸通畅（图 4-20）。

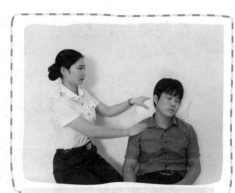

图 4-20 舒适体位，保持呼吸通畅

# 2 拨打 120

- 尽快拨打 120（图 4-21）。
- 如果知道休克的原因，应向接电话的人清晰地描述过敏反应的原因，寻求纠正导致休克原因。

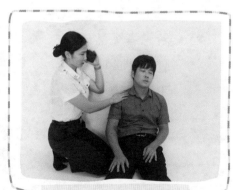

图 4-21 拨打 120 送医院

# 3 帮助患者消除症状

- 检查患者是否随身携带自动肾上腺素注射器。根据患者口述，可协助患者找到并且在"臀部外上三分之一侧"使用。
- 如果明确存在过敏原，可口服抗过敏药物。
- 地塞米松：1～2片，口服。
- 苯海拉明：1片，口服。

# 4 观察患者生命体征

- 加盖毯子、衣物等保暖。
- 等待救援时，观察伤者反应、脉搏和呼吸（图4-22）。
- 若患者突然出现昏迷或呼之不应，应立即检查呼吸、脉搏，无呼吸无脉搏需立即心肺复苏。

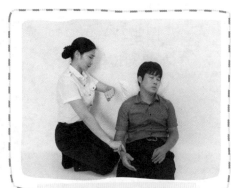

图4-22 观察患者生命体征

# 中暑

- 大汗并口渴
- 头晕、头痛
- 气促
- 衰弱无力
- 恶心呕吐

**可能出现**

- 动作不协调
- 抽搐
- 不省人事

- → 尽快脱离热环境
- → 迅速降低体温
- → 观察患者生命体征
- → 必要时送院

- 若患者大汗淋漓、头晕、衰弱无力，但神志依然清醒，可予饮水或运动饮料
- 如患者昏迷，检查呼吸情况，有呼吸则将其置于侧卧位，清理口中呕吐物，保持呼吸道通畅。无呼吸则立即开始心肺复苏

# 1 尽快脱离热环境

- 停止活动，并将患者转移至凉爽、通风的环境中休息。
- 若患者已昏迷，应用布单/木板/床板/担架转移。
- 转移至凉爽通风的环境后，可让患者躺下，抬高下肢 15 度至 30 度。

# 2 冰袋/冷水等迅速降低体温

- 剪掉/脱去患者紧身的衣物。
- 用湿毛巾沾湿冷水等擦拭患者身体，扇或电扇吹风，加速散热（图 4-23）。
- 有条件则将冰袋置于患者腋下、颈侧、腹股沟。

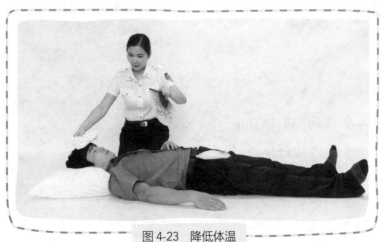

图 4-23　降低体温

## 3 适量补液，观察患者生命体征

- 若患者转为苏醒，可少量多次补充饮水、运动饮料及电解质饮料，但不要过量，以免出现呕吐导致窒息。
- 观察患者反应、脉搏和呼吸。

## 4 必要时送院

- 如果症状轻微但处理 30 分钟后无改善，尽快送院。
- 已出现昏迷、休克及大面积皮肤灼伤等，应立即送院。
- 必要时拨打 120。
- 等待救援时，观察患者反应、脉搏和呼吸。
- 若患者突然出现昏迷或呼之不应，应立即检查呼吸、脉搏，无呼吸无脉搏需立即心肺复苏。

# 中毒
## （吞服毒物）

## 识别

- 呕吐，吐出药物/特殊颜色液体
- 口角带血
- 口腔疼痛或烧灼感
- 不省人事
- 附近有空的药瓶或容器
- 呼出特殊气味（大蒜、酒精等）

## 应对

→ 安抚患者，寻找毒物
→ 迅速拨打 120
→ 观察患者生命体征
→ 嘴唇灼伤的处理

## 注意

- 切忌为中毒者进行现场催吐
- 不要徒手接触毒物容器

# 1 安抚患者，寻找毒物

- 安慰患者，使其平静。
- 防患者自杀及攻击行为。
- 如果患者清醒，问询其吞服毒物的种类、性质（图 4-24）。
- 寻找并检查毒物，但不能徒手接触或者嗅毒物。

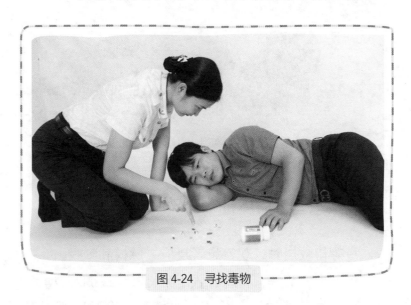

图 4-24　寻找毒物

# 2 迅速拨打 120

- 迅速拨打 120，尽量详细地描述患者中毒情况（图 4-25）。

- 告知救援专业人员呕吐物、毒物、盛装容器的位置。

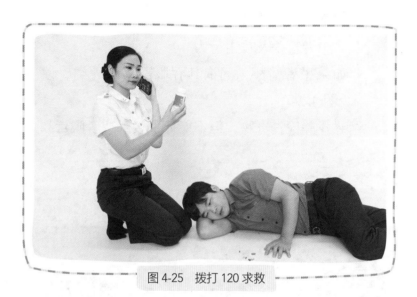

图 4-25　拨打 120 求救

# 3 观察患者生命体征

- 等待救援时，观察患者反应、脉搏和呼吸。
- 若患者清醒，将患者置于半坐卧位或侧卧位。
- 如果患者昏迷，检查呼吸情况，有呼吸则将其置于左侧卧位。
- 清理口腔中呕吐物，保持呼吸通畅。
- 无呼吸则立即开始心肺复苏。
- 心肺复苏过程中，如果伤者口里清理出化学物质，可仅做持续胸外按压。

# 4 嘴唇灼伤的处理

- 如果吞食的物质灼伤了患者的嘴唇 / 皮肤，可不间断予患者冷饮或牛奶啜饮（图 4-26）。

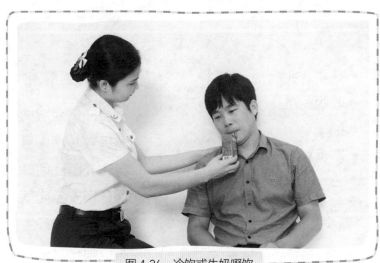

图 4-26　冷饮或牛奶啜饮

# 中毒
## （吸入毒气）

## 识别

- 头晕、头痛
- 呼吸困难
- 抽搐
- 不省人事

## 注意

- 毒气现场救援容易导致救援人员身亡，因此须确保环境安全或气体防护装置齐全方可施救

## 应对

→ 评估现场
→ 迅速拨打 120
→ 转移患者
→ 观察患者生命体征

# 1 评估现场

- 存在一氧化碳应捂鼻关闭气阀、开窗通风。
- 下水道 / 化工井等危险环境，需佩戴空气呼吸器，携带移动供气源和安全吊带。
- 确保现场环境安全方可进入救援。

# 2 迅速拨打 120

- 迅速拨打 120 及 119（消防），尽量详细地描述患者中毒情况。

# 3 转移患者

- 避免开启任何带电开关。
- 迅速开启所有门窗。
- 患者清醒则搀扶转移至通风处或户外。
- 若患者已昏迷，用布单 / 木板 / 床板 / 担架转移。

# 4 观察患者生命体征

- 搀扶患者平卧或者侧卧。
- 清理患者口腔中呕吐物，保持呼吸道通畅。
- 等待救援时，观察患者反应、脉搏和呼吸。

- 若患者突然出现昏迷或呼之不应，检查无呼吸无脉搏需立即心肺复苏。
- 心肺复苏过程中，如果伤者口里清理出化学物质，可仅做持续胸外按压。

# 触电

## 识别

- 皮肤电烧伤
- 呼吸暂停
- 不省人事
- 接触电器 / 电线

## 应对

→ 评估现场
→ 立即切断电源
→ 迅速拨打 120
→ 观察患者生命体征

## 注意

- 触电现场救援容易导致救援人员身亡，因此须确保环境安全或绝缘防护装置齐全方可施救
- 首先评估现场环境，确认安全后再进入
- 在潮湿处需穿绝缘胶鞋、戴胶皮手套或站在干燥的木板上
- 用木棍、竹竿等不导电的物体将电线挑开

# 1 评估现场

- 首先评估现场环境，确认安全后再进入。
- 在潮湿处需穿绝缘胶鞋、戴胶皮手套或站在干燥的木板上。

# 2 立即切断电源

- 立即关闭电阀／切断电源。
- 用木棍、竹竿等不导电的物体将电线挑开。

# 3 迅速拨打120

- 迅速拨打120及119（消防），描述触电情况。

# 4 转移病人并现场急救

- 患者清醒则搀扶转移至安全环境。
- 若患者已昏迷，用布单／木板／床板／担架转移。
- 等待救援时，观察患者反应、脉搏和呼吸。
- 若有皮肤电烧伤，应进行创面的简易包扎。

- 若患者突然出现昏迷或呼之不应，检查无呼吸无脉搏需立即心肺复苏，不要轻易放弃，直到救援人员到达。
- 有条件尽早使用 AED 进行心脏电除颤。

# 溺水

- 面部肿胀
- 口鼻腔血性泡沫
- 皮肤青紫湿冷
- 烦躁不安
- 不省人事

## 应对

→ 高声呼救，寻求帮助
→ 予侧卧位，保持呼吸道通畅
→ 迅速拨打 120
→ 观察患者生命体征

## 注意

- 非专业救生员不要轻易下水
- 将溺水者从水中救上岸后，首先予侧卧位，并清理呼吸道
- 不提倡控水
- 予覆盖衣物等保温措施
- 如果无呼吸、无脉搏则立即予 2 次人工呼吸，然后做胸外按压，不要轻易放弃，直到救援人员到达

# 1 高声呼救，寻求帮助

- 高声呼救，寻求帮助，尽快将溺水者救出。
- 可抛木板、浮标、救生圈、裤子（上下打结）等协助溺水者建立浮力，也可使用竹竿、绳索等进行救助。
- 非专业救生员不要轻易下水。

# 2 予侧卧位，保持呼吸道通畅

- 将溺水者从水中救上岸后，首先予侧卧位。
- 清理口鼻腔异物，保持呼吸道通畅。

# 3 迅速拨打 120

- 迅速拨打 120，描述溺水情况。

# 4 观察患者生命体征

- 如果患者清醒，应保持侧卧位，鼓励或拍背协助咳嗽。
- 等待救援时，观察患者反应、脉搏和呼吸。
- 覆盖衣物等保温。

- 如果患者救上岸已无呼吸、脉搏则立即予2次人工呼吸，然后做胸外按压，不要轻易放弃，直到救援人员到达。

# 异物卡喉
## （成年人及 8 岁以上儿童）

## 识别

**部分阻塞**
- 痛苦表情
- V 形手卡在颈部
- 说话、呼吸困难
- 咳嗽

**完全阻塞**
- 无法说话、呼吸、咳嗽
- 不省人事

## 注意

- 帕金森病患者 / 老人痴呆患者 / 饮酒过量等神志障碍患者不要喂食鱼骨 / 果壳等硬质食物
- 嬉笑 / 玩耍时不可同时进食
- 不要强行吞服异物
- 患者已昏迷，应迅速检查呼吸脉搏后立即心肺复苏

## 应对

→ 进行 5 次大力拍打后背
→ 从身后环抱患者
→ 进行 5 次腹部冲击
→ 重复 3 遍，必要时立即拨打 120

# 1 进行 5 次大力拍打后背

- 安抚患者，鼓励用力咳嗽，排出梗阻物。
- 如果患者开始出现挣扎，鼓励他弯下腰，一只手用力在其两肩胛骨之间大力拍打 5 下（图 4-27）（2021 年版欧洲复苏委员会心肺复苏指南继续推荐）。
- 检查其口腔，如果依然阻塞，进行下一步。

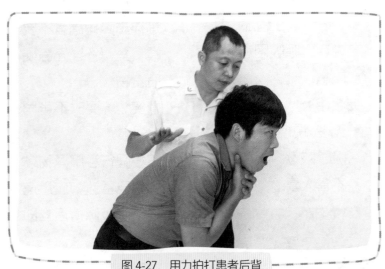

图 4-27 用力拍打患者后背

# 2 从身后环抱患者（海姆立克手法）

- 站在患者身后，双手环抱其上腹部。
- 石头剪刀布：一只手握拳（石头）放在患者脐

上两横指处（剪刀）（图 4-28），另一只手包住拳头（布）（图 4-29）。

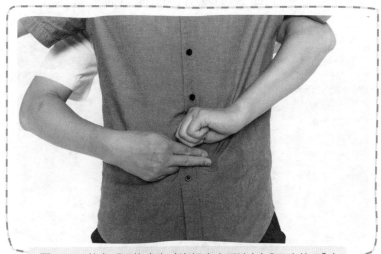

图 4-28　从身后环抱患者（海姆立克手法）（"石头剪刀"）

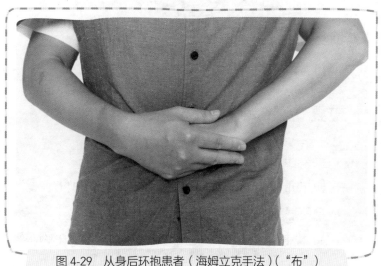

图 4-29　从身后环抱患者（海姆立克手法）（"布"）

# 3 进行 5 次腹部冲击（海姆立克手冲击法）

- 两前臂同时快速发力，向内、向上挤压 5 次，进行腹部冲击（图 4-30）。
- 检查口腔，如果依然阻塞，进行下一步。

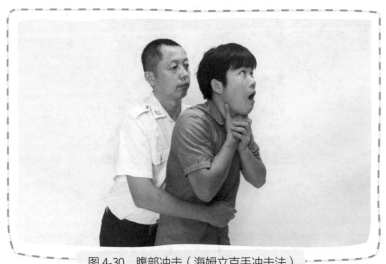

图 4-30 腹部冲击（海姆立克手冲击法）

# 4 重复 3 遍，必要时立即拨打 120

- 重复步骤 1 ~ 3，直到异物排出。
- 如果重复 3 次后仍未排出，立即拨打 120。
- 重复整个过程直到救援人员到达。
- 如果患者出现昏迷，立即予人工呼吸和胸外按压，不要轻易放弃，直到救援人员到达。

# 异物卡喉
## （1~7 岁儿童）

### 识别

**部分阻塞**
- 痛苦表情
- V 形手卡在颈部
- 说话、呼吸困难
- 咳嗽

**完全阻塞**
- 无法说话、呼吸、咳嗽
- 不省人事

### 注意

- 如果可以正常呼吸、哭泣、说话、咳嗽，需鉴别鱼刺卡喉等，则不需腹部冲击
- 不要用手指在患儿口中搜索
- 如果患儿出现昏迷，立即予人工呼吸和胸外按压，不要轻易放弃，直到救援人员到达

### 应对

→ 进行 5 次大力拍打后背
→ 进行 5 次胸部冲击
→ 进行 5 次腹部冲击
→ 重复 3 遍，必要时立即拨打 120

# 1 进行 5 次大力拍打后背

- 安抚患儿鼓励用力咳嗽，排出梗阻物。
- 如果患儿开始出现挣扎，鼓励他弯下腰，一只手用力在其两肩胛骨之间大力拍打 5 下（图 4-31）。
- 检查其口腔如果依然阻塞，进行下一步。

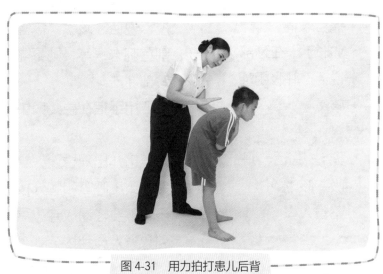

图 4-31　用力拍打患儿后背

# 2 进行 5 次胸部冲击

- 站或跪在患儿身后，搂住其上腹部，一只手握拳顶住胸部正中骨头底部，另一手包住拳头（图 4-32）。

- 向内、向上挤压 5
  次，每 3 秒 1 次。
- 检查患儿口腔，
  如果依然阻塞，
  进行下一步。

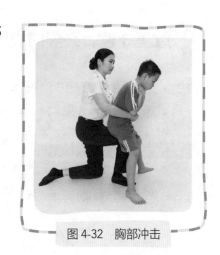

图 4-32　胸部冲击

# 3 进行 5 次腹部冲击（海姆立克手冲击法）

- 站或跪在患儿身后，搂住其上腹部，一只手握
  拳顶在肚脐与胸骨
  底部之间，另一手
  包住拳头。
- 两前臂同时快速发
  力，向内、向上挤
  压 5 次，进行腹部
  冲击（图 4-33）。
- 检查患儿口腔，如
  果依然阻塞，进行
  下一步。

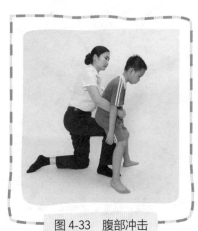

图 4-33　腹部冲击
（海姆立克手冲击法）

# 4 重复 3 遍，必要时立即拨打 120

- 重复步骤 1 ~ 3，直到异物排出。
- 如果重复 3 次后仍未排出，立即拨打 120。
- 重复整个过程直到救援人员到达。
- 如果患儿出现昏迷，立即予人工呼吸和胸外按压，不要轻易放弃，直到救援人员到达。

# 异物卡喉
## （未满周岁婴儿）

## 识别

- 呼吸困难
- 面部和颈部充血
- 奇怪的杂音或没有声音
- 皮肤青紫
- 不省人事

## 注意

- 不要用手指在婴儿口中搜索，容易加重阻塞
- 如果婴儿昏迷，立即予人工呼吸和胸外按压，不要轻易放弃，直到救援人员到达

## 应对

→ 进行 5 次大力拍打后背
→ 检查婴儿口腔
→ 进行 5 次压迫胸部
→ 重复整个过程，必要时立即拨打 120

# 1 进行 5 次大力拍打后背

- 用前臂托住婴儿胸腹部，使其面部朝下，扶住后背和头部。
- 在其两肩胛骨之间大力拍打 5 下（图 4-34）。
- 检查婴儿口腔，如果依然阻塞，进行下一步。

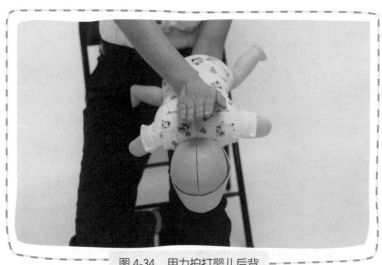

图 4-34　用力拍打婴儿后背

# 2 检查婴儿口腔

- 翻转婴儿，用前臂托住其身体。
- 用指尖取出任何可见的阻塞物。
- 如果依然阻塞，进行下一步。

# 3 进行 5 次压迫胸部

- 将两手指放在婴儿乳头连线中点一指宽处，胸骨底部。
- 向内、向上压迫 5 次，速度每 3 秒 1 次（图 4-35）。
- 再次检查婴儿口腔，如果依然阻塞，进行下一步。

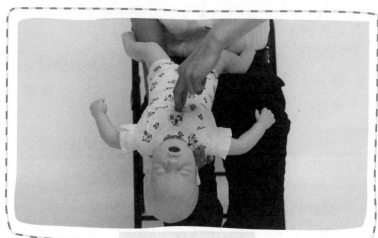

图 4-35　压迫婴儿胸部

# 4 重复整个过程，必要时立即拨打 120

- 重复步骤 1 ~ 3。
- 如果依然阻塞，立即拨打 120。
- 重复整个过程直到救援人员到达。
- 如果婴儿出现昏迷，立即予人工呼吸和胸外按压，不要轻易放弃，直到救援人员到达。

# 鼻出血

- 见鲜血从鼻中涌出可能会有
- 流入气管，引发窒息

## 应对

➡ 捏双侧鼻翼压迫止血
➡ 低头
➡ 冷毛巾敷头颈部
➡ 大量出血，及时就医

## 注意

- 不要大力擤鼻
- 不要反复填塞鼻孔
- 不要仰头止血
- 不要走动，尽量坐下或半卧

# 1 压迫止血

- 手指紧捏双侧鼻翼或将出血侧鼻翼压向鼻中隔。
- 鼻腔内填塞棉球。
- 5 ~ 10 分钟后检查出血情况。

# 2 低头

- 稍微低下头，鼻血从鼻孔中流出。
- 勿仰头，出血刺激咽后壁可能导致恶心、误吸等。

# 3 冷毛巾敷头颈部

- 冰袋或湿毛巾敷前额和后颈部。

# 4 大量出血，及时就医

- 若大量出血或出血无法止住，出血点往往位于鼻腔后部、鼻咽部，或由于较粗大血管、血管瘤破裂导致。
- 将鲜血吐出，切勿下咽。
- 及时前往医院处理，必要时拨打 120 转运。

# 耳内异物

## 识别

- 听力下降
- 耳鸣
- 耳痛
- 瘙痒不适

## 注意

- 勿慌张
- 勿将异物推入深处

## 应对

→ 镇定，寻求帮助
→ 明确异物种类
→ 初步处理
→ 难以处理，及时就医

# 1 镇定，寻求帮助

- 镇定，勿慌张。
- 寻求身边成年人 / 他人的帮助。

# 2 明确异物种类

- 昆虫等生物性异物。
- 豆类、火柴棒、玩具部件等非生物性异物。
- 耵聍（耳屎）。
- 水等液体。

# 3 初步处理

- 如为昆虫，可向健侧偏头，向患耳中滴入酒精、香油，使昆虫死亡或浮出，用夹子取出或水冲出。
- 如为扁形或棒状异物，可尝试用耳镊夹出。
- 如为豆类、光滑玩具部件等，勿轻易尝试而将异物推向深处。
- 如为耵聍（耳屎），可尝试用耳勺清理。
- 如为液体，用手将患侧耳廓向后上方牵拉。头偏向患侧单腿蹦跳。

# 4 难以处理，及时就医

- 如异物牢固或难以处理，及时前往医院耳鼻喉科就诊。

# 昆虫蜇伤

## 识别

- 皮肤红肿
- 瘙痒、疼痛不适
- 广泛皮肤坏死
- 发热、皮疹、关节痛、肝肾损伤、休克甚至死亡

## 注意

- 勿搔抓
- 勿挤压
- 勿热水烫洗
- 勿外用刺激性敷料如花露水、清凉油、大蒜、生姜、牙膏等

## 应对

→ 局部处理，局部冲洗
→ 明确昆虫种类
→ 局部冷敷
→ 全身症状重，及时送医

# 1 局部处理，局部冲洗

- 蜂类蜇伤，可用针尖挑出蜂刺，避免弄破毒囊。
- 勿搔抓，勿挤压伤处。
- 弱碱性溶液如肥皂水冲洗，勿热水烫洗。
- 勿外用刺激性敷料如花露水、清凉油、大蒜、生姜、牙膏等。

# 2 明确昆虫种类

- 可拍照／保留昆虫尸体，明确种类。
- 若昆虫全部或部分进入皮肤，勿挤压，尽快就医。

# 3 局部冷敷

- 冰袋或湿毛巾局部敷盖伤口周围。
- 部分缓解疼痛、瘙痒。
- 收缩周围血管，减轻炎症反应。
- 如有炉甘石洗剂，可外用。

# 4 全身症状重，及时就医

- 若出现发热、皮疹、广泛皮肤红肿或发黑、关节痛，尽快前往医院急诊科就诊。

# 宠物抓咬伤

## 识别

- 皮肤红肿、血痕
- 出血

## 应对

→ 局部冲洗
→ 碘伏消毒，暴露伤口
→ 及时送医

## 注意

- 勿包扎伤口
- 勿抱侥幸心理

# 1 局部冲洗

- 立即用流动的水冲洗至少 30 分钟。
- 最好用肥皂水冲洗。
- 深入伤口冲洗。

# 2 碘伏消毒，暴露伤口

- 碘伏涂抹伤口。
- 勿包扎伤口，以免病毒入侵和繁殖。

# 3 及时就医

- 勿抱侥幸心理，及时前往医院。
- 根据伤口情况进一步处理创面。
- 遵医嘱按时前往医院注射狂犬疫苗。
- 情况严重需注射狂犬病人免疫球蛋白、破伤风抗毒素。

# 第 5 章

# 灾害现场
## 自救与互救

# 火灾现场

**识别**

- 烟雾蔓延速度是火焰的 5～6 倍
- CO（一氧化碳）是建筑物主要的毒物

**注意**

- 现场施救须确保自身安全
- 扑火不成功，应立即自救逃离现场
- 不要用电梯逃生

**应对**

→ 扑火
→ 报警
→ 自救／互救
→ 逃生

# 1 扑火

- 灭火器 / 水冷却灭火。
- 锅盖 / 湿被套 / 沙土等窒息灭火。
- 扫把 / 衣服等扑打灭火。
- 关闭电源、气阀，远离爆炸危险品。

# 2 报警

- 一边积极扑救，一边报警，动员周围力量。
- 疏散人员有序离开现场。

# 3 自救与互救

- 湿布、湿毛巾捂住口鼻，水打湿衣服。
- 趴地面匍匐前进，转移至未着火房间。
- 若已被火包围，将门窗用衣服堵住，向窗户挂鲜艳衣服引起营救人员注意。
- 身上着火，应脱衣、倒地来回打滚，旁人可借助衣服进行扑打灭火。
- 对他人施救参考烧伤处理流程。

# 4 逃生

- 确定风向，朝逆风方向快速离开。
- 沿安全标记前往安全楼道离开。
- 若无路可逃，将床单撕开／绳索连结，一端拴阳台／窗户，借助排水管道向下爬。
- 若楼层不高，被迫跳楼前可先丢棉被床垫等物品，让自己的脚先着地垂直跳下，尽量让双手抱住头颈，身体缩为一团。

# 交通事故现场

## 识别

- 最常见损伤是内脏挫伤及骨折
- 死亡主要是由于头部损伤、胸腹部复合伤及骨盆碾压伤

## 应对

→ 报警转移、首要处理威胁生命的紧急情况
→ 头颈部及脊柱固定
→ 四肢固定
→ 胸腹处置及搬运

## 注意

- 现场施救须确保自身安全，应立即转移到车道两旁进行救护，并且用树枝警示后面来车避让
- 应在车辆事故现场后 100 米以上放置警示三角架
- 不要轻易搬动病人，以免二次损伤
- 不要拔出已插入身体的异物
- 不要把脱出内脏送回，用干净塑料薄膜包裹防护
- 不可去除伤口内异物及凝血块
- 不要喂食水

# 1 报警转移、首要处理

- 确保自身安全下，摆好警示牌，确保安全的救治环境。
- 拨打 119 及 120，打开扬声器准确汇报现场情况，同时简单处置病人。
- 首要处理威胁生命的紧急情况：窒息（清理开放气道及人口呼吸）；心脏停搏（心肺复苏 CPR）；大出血（止血包扎）；开放性气胸（毛巾/纱块包裹伤口）。
- 普通血用干净衣服/毛巾加压止血包扎；四肢大血管出血可用垫布料后橡皮带/皮带止血包扎，记录时间，1~2 小时松开 10 分钟。

# 2 头颈部及脊柱固定

- 头外伤用布料加压止血后头套或三角巾固定。
- 用抱枕/衣服/毛巾垫于颈部两侧，稳定头颈部。
- 用纸板/木板/地垫垫于头颈背部，稳定颈椎。
- 怀疑脊柱损伤应保持头颈部、躯干在直线位置。

# 3 四肢固定

- 用止血带方法控制肢体出血并记录时间。
- 用木棍／夹板固定骨折部位上下关节。

# 4 胸腹处置及搬运

- 胸部淤青可触及骨折并出现呼吸困难，需排除张力性气胸，需在同侧锁骨下第二肋骨间隙刺入带有活瓣的排气针。
- 保持头高足低的抗休克体位。
- 注意保暖。
- 保存离断的肢体：用干净布料包好后外套塑料袋，周围垫冰袋保存。
- 人员被困需特殊仪器方可转移的，应原地救治后在医护人员指导下转移。
- 但若可能发生爆炸或火灾，在头颈部及脊柱保持直线下整个躯干快速转移。

（参见第 6 章"创伤止血、包扎、固定、搬运技能操作训练流程"部分）

# 地震现场

**识别**

- 最常见损伤是压伤、砸伤及土埋后窒息
- 存在烧伤、中毒、触电等次生伤害
- 挤压综合征是常见并发症

**注意**

- 现场施救须确保自身安全
- 不要跳楼
- 不要滞留床上
- 不可跑向阳台
- 不可跑到楼道等人员拥挤的地方去
- 不可使用电梯

**应对**

→ 避震
→ 自救与互救
→ 搬运

# 1 避震

- 室内避震：躲于承重墙较多且靠近水源的厨房、厕所、家具旁等易形成三角空间的地方；采用抱头屈膝蹲下；用衣服 / 湿毛巾捂住口鼻；用枕头、被子保护头部，抓住牢固物件；尽量靠近外墙，但不可躲于玻璃窗户下。
- 室外避震：选择柜台、墙角、两车间隙、椅子间隙等易形成三角空间的地方，采用抱头屈膝蹲下，用衣服 / 湿毛巾捂住口鼻，抓住牢固物件；应躲开货架、电线杆、广告牌、吊灯、玻璃墙等悬挂危险物下；待主震过后尽快转移至开阔区域，不要回室内避震。

# 2 自救与互救

- 自救：不幸被埋，应坚定生存信心。完成以下自救行动：设法抽出双手清理口鼻土灰保持呼吸；用砖头或木棍支撑扩大活动空间；尽快自行包扎止血；保存体力，寻找食物及水源；定时敲打物件发出求救信号。
- 互救：按照窒息 - 心脏停搏 - 出血 - 骨折 - 烧伤 - 饥饿等顺序处理。
- 窒息：清理口腔异物，抬高下颌保持呼吸通畅。

- 心脏停搏：胸外按压及人工呼吸。
- 出血：止血包扎、抗休克体位和保暖。
- 骨折：木棍/木板简单临时固定上下关节，不强性复位。
- 烧伤：冷却处理后剪掉异物，干净薄膜覆盖后固定。
- 饥饿：少量多次补充碱性或运动型电解质饮料。

# 3 搬运

- 应寻求多人帮忙，设法寻找搬运工具。
- 有头颈部损伤应先固定；出血已包扎完毕；骨折已临时固定后方可搬运。
- 保持头颈胸部为同一直线下搬运。

  四人搬运法：一人双手掌牵引保护头颈部；三人位于同侧分别抱肩部、臀部、膝部同步发力转移至木板；颈部双侧沙袋或衣服固定；6~8条带子固定患者于木板上进行搬运。（参见第6章"创伤止血、包扎、固定、搬运技能培训操作训练流程及其考核"部分）。

# 踩踏事故现场

## 识别

- 最常见损伤是踩踏诱发的内伤
- 表面并无伤口，但发生昏迷、呼吸困难、窒息等严重情况
- 逃跑所致多处皮外伤

## 注意

- 现场施救须确保自身安全

## 应对

→ 避难
→ 自救与互救
→ 搬运

# 1 避难

- 参加大型集会时应注意安全出口及紧急疏散通道所在位置。
- 已被裹挟到人群中时，与大多数人的前进方向保持一致，两肘撑开平放在胸前，不要试图超过别人，更不要逆行，避免被绊倒。
- 发现有人跌倒，应大声呼救，及时采取联合几人形成"人墙"保护已倒下人。
- 最好抱起孩子，避免在混乱中受伤。

# 2 自救与互救

- 自救：不幸被推倒，应抱头屈膝蜷成球状，双肘撑地（磨破出血也不要改变姿势），设法挪动至墙壁或抓住牢靠物体。
- 互救：应评估伤势后现场急救，若需解除挤压，应采用四人搬运法，保持头颈脊柱在同一直线。
- 踩踏伤最重要的是窒息和心脏停搏的急救，首先检查意识，抬高下颌评估及帮助伤者呼吸，若无意识又无呼吸，则立即进行现场心肺复苏。

# 3 搬运

- 应寻求多人帮忙，设法寻找搬运工具。
- 有头颈部损伤应先固定；出血已包扎完毕；骨折已临时固定后方可搬运。
- 保持头颈胸部为同一直线下搬运。

四人搬运法：一人双手掌牵引保护头颈部；三人位于同侧分别抱肩部、臀部、膝部同步发力转移至木板；颈部双侧沙袋或衣服固定；6~8条带子固定患者于木板上进行搬运。（参见第6章"创伤止血、包扎、固定、搬运技能培训操作训练流程及其考核"部分）。

# 洪涝现场

- 最常见损伤是溺水、肺水肿、呼吸心脏骤停、触电伤及冲击伤
- 次生灾害有污水、冲毁的建筑物、火灾、电线杆、电缆、冷冻环境及中毒

**应对**

→ 撤退
→ 自救与互救
→ 转移

**注意**

- 现场施救须确保自身安全
- 不要轻易放弃抢救，特别有低体温（<32℃）应抢救更长时间
- 不要滞留低洼地区、车内及家中
- 即使会游泳，也要尽量避免下水，以防碰到暗流和漩涡
- 不要因控水而影响其他抢救

# 1 撤退

- 有序撤离至地势较高地区或洪道两侧高地快速躲避，行走时最好用棍子，不断探查路面，防止陷坑。洪水过腰部及急流区域不可强行通过。
- 在隧道、地下停车场、商场地下层、地铁等低洼地区应立即离开，随身携带可光照及漂浮的塑料物件 / 木板。
- 即将被淹没前，借助木板、木床、箱子等漂浮物件用床单固定制作简易木筏撤离，不要强行游泳。

# 2 自救与互救

**自救：**

- 不幸被困车内，需尽快寻找安全锤、硬物等敲击玻璃窗户的角落，逃离时应深憋一口气，往光亮处游去。
- 不幸被卷入洪水，不要举手，采用踩单车动作，深憋气后向周围人呼喊，一定要尽可能地抓住固定的或能漂浮的东西，减少体力消耗。

**互救：**

- 用木棍、绳索等直接捞救，施救时应携带可漂浮物件或救护圈。

- 有呼吸、心跳者可先控水，清理口腔异物及保暖。
- 如呼吸、心跳已停止，应立即进行心肺复苏术。

# 3 转移

- 洪水过后就近有序转移至安全区域，寻求多人帮忙，设法寻找转移工具。

**卫生防疫需要注意如下：**

- 不喝生水及洪水泡过的食物。
- 避免长时间泡水，洪水易滋生皮肤病，应保持干燥，外用炉甘石及抗生素软膏处理。
- 做好防蚊、防蝇、灭鼠和处理动物尸体等环境卫生工作。
- 出现发热、呕吐、腹泻、皮疹等症状应立即就医。

# 第 6 章

# 社会急救
## 技能培训操作
## 训练流程与考核

# 心肺复苏术 +AED 技能培训

## 操作训练流程及其考核

## 一、心肺复苏（CPR）、AED 技能操作训练流程

心肺复苏（cardiopulmonary resuscitation，CPR）是心肺复苏技术的简称，是针对心跳、呼吸停止所采取的抢救措施，即用心脏按压或其他方法形成暂时的人工循环并恢复心脏自主搏动和血液循环，用人工呼吸代替自主呼吸并恢复自主呼吸，达到恢复苏醒和挽救生命的目的。当人在溺水、触电、心脏病发作等都会导致心跳骤停、呼吸停止，均可行 CPR。

基础生命支持（basic life support，BLS）是维持人生命指征的最基本方法和手段，包括对心脏停搏、心脏病发作、卒中和气道异物梗阻的识别，迅速采用胸外心脏按压维持血液循环，人工呼吸给氧和电除颤纠正心律失常。BLS 是整个心肺复苏的基础与核心。

**具体操作流程：**

# 1 判断患者意识

　　只有当现场环境安全时，才能接触伤病员、就地抢救。急救人员在患者身旁快速判断有无损伤和反应。可拍打双肩、对着患者两耳朵呼喊、或给予掐肩膀等疼痛刺激来判断患者有无反应。如果患者有头颈部创伤或怀疑有颈部损伤，应避免不适当地搬动造成脊髓损伤或截瘫。

　　一旦判断患者意识丧失（对拍打双肩和呼唤没有反应），就应该启动急救系统（院外打 120 急救电话）。医务人员应该同时判断患者的呼吸和循环，时间为 5～10 秒钟，应避免时间过长导致抢救延误。

# 2 判断患者呼吸和脉搏（非医务人员只判断呼吸即可）

　　患者心脏停跳后会出现呼吸减慢、停止，甚至出现濒死叹气样呼吸或称为喘息，而部分心脏停搏（cardiac arrest，CA）的原因正是呼吸停止或窒息。因此，一旦患者呼吸异常（停止、过缓或喘息），即可认定出现 CA，应该立即予以 CPR。

　　（1）通常，我们可直接观察胸腹部的起伏来确定患者的呼吸状况；也可以通过患者鼻、口部有无气流或在光滑表面产生雾气等方法来参考判断，6秒钟后即可判断患者呼吸是否正常。

（2）对于经过培训的医务人员，建议判断呼吸的同时判断患者的循环征象。循环征象包括颈动脉搏动和患者任何发声、肢体活动等。检查颈动脉搏动时，患者头后仰，急救人员找到甲状软骨，沿甲状软骨外侧0.5～1.0cm处，气管与胸锁乳突肌间沟内即可触及颈动脉。

必须强调的是：非专业急救人员无需根据脉搏检查结果来确定是否需要胸外按压或电除颤，如果发现无反应、无自主呼吸即按心脏停搏处理；专业急救人员如检查脉搏，不能超过10秒，如不能确定有无脉搏，应即进行CPR。

# 3 呼叫求救

对于第一反应者来说，如发现患者无反应、无呼吸或喘息，如果只有1人在现场，需立即拨打当地急救电话（120）求救（图2-2），如现场有其他人在场时，第一反应者应该指定现场某人拨打急救电话120，并指定某人尽早获取AED，自己马上开始实施CPR。

未经过CPR培训者，在无其他经CPR培训者在场的情况下，可在120接线员的电话指导下做CPR。

# 4 实施高质量的 CPR

（1）患者应仰卧平躺于硬质平面，若需要床上进行 CPR，应在患者背部垫以硬板，理顺肢体。

（2）救护员跪于患者的一侧，与患者肩平行，救护员两腿之间分开一拳距离。

（3）按压位置：手掌根部放在胸部中央、胸部下半部（两乳头连线的中点）。

（4）规范手势（图 2-3）：十指交扣、掌根重叠、五指上翘、上臂伸直、垂直按压；按压的频率：100～120 次/分钟，按压深度：5～6 厘米。

（5）高质量按压：快速按压、用力按压、使胸廓充分回弹、尽量减少中断按压时间（中断不超过 10 秒）。

（6）按压时眼睛看着患者的脸观察颜面变化。

# 5 人工通气

（1）清理口腔：检查口腔，抠出阻塞物或假牙。

（2）开放气道（图 2-4）：压额抬颏法，抢救者站或跪于患者一侧，一手食、中指放在患者颏部骨性部分，向上提起，勿用力压迫下颌部软组织，以免可能造成气道梗阻；同时，另一手小鱼际放在患者前额，并向下压；气道开放后有利于患者自主呼吸，也便于 CPR 时进行口对口人工呼吸。

（3）实施吹气：口对口呼吸（图2-5）：①吹气时捏住鼻孔，嘴巴包住嘴巴，不要漏气；②每次吹气持续一秒；③有效：使胸廓明显起伏（500~600ml），避免过度通气。

# 6 自动体外除颤仪（AED）

可自动分析患者心律，识别是否为可除颤心律。如为可除颤心律，AED可在极短时间内发放出大量电流经过心脏，以终止心脏所有不规则、不协调的电活动，使心脏电流重新自我正常化。

**AED的使用操作步骤如下：**

（1）AED置于合适位置（患者头部左侧），打开AED电源开关（图2-11）。

（2）粘贴电极片（图2-12），插入电极线插头（图2-13）：一片放在患者右锁骨正下方，另一片放在患者左胸外下，避开乳头、伤口，擦干胸部汗液。

（3）AED语音提示："正在分析心律，请不要触碰病人"口述并做动作："大家都离开"，AED语音提示"建议除颤，正在充电，不要触碰病人"口述并做动作："大家都离开"，听到"嘀嘀嘀"声音后，确保无人接触患者，按下"除颤键"（图2-14）。如提示不建议除颤，继续心肺复苏术。

如果任何施救者目睹发生院外心脏骤停且现场有

AED，施救者应从胸外按压开始心肺复苏，并尽快使用AED。电除颤的作用是终止室颤而非起搏心脏，因此在完成除颤后，应该马上恢复实施胸外按压直至 2 分钟后确定自主循环恢复（ROSC）或患者有明显的循环恢复征象（例如咳嗽、讲话、肢体明显的自主运动等）。

# 二、基础生命支持（BLS）技能操作考核

1. 单人法成人心肺复苏术技能操作考核评分见表6-1。

2. 双人法成人心肺复苏术技能操作考核评分见表6-2。

表 6-1　单人法成人心肺复苏术技能操作考核评分表

| 流程质量主观评分：<br>（满分 100 分）＿＿＿＿分 | | | （1）及格（≥ 75 分）□<br>（2）需要补考□（3）不及格□ | | |
|---|---|---|---|---|---|
| 考核日期　　　年　　月　　日 | | | 评委签名： | | |
| 流程 | 关键操作与主观评估标准 | 分值 | 评分标准 | | 扣分 |
| 准备阶段 | 参加考核人员提前戴保护手套、口罩等待操作考核 | | | | |
| （一）快速识别 A 15 分 | 1. 施救者观察现场环境是否安全？消除相应危险因素 | 3 | 每发现一处如：<br>未呼喊扣 0.5 分、动作缺陷扣 1 分、错误扣 2 分，<br>至扣完相应栏目的分值为止不再继续扣分（下同） | | |
| | 2. 做看表动作（考官开始按秒表记录操作时间） | 1 | | | |
| | 3. 跪于患者右侧，位置正确 / 等高等宽，膝盖无移动 | 1 | | | |

续表

| 流程 | 关键操作与主观评估标准 | 分值 | 评分标准 | 扣分 |
|---|---|---|---|---|
| （一）快速识别A 15分 | 4. 检查意识:声音左右呼唤／低头拍肩,随后疼痛刺激 | 3 | | |
| | 5. 心跳呼吸同时判断:规范摸颈动脉搏动6秒,同时低头眼睛斜视,观察胸部起伏情况 | 3 | | |
| | 6. 大声呼救:快来人啊!您帮我打120,您帮我拿AED,您过来帮我 | 3 | | |
| | 7. 摆仰卧位:解开上衣,理顺身体(口述即可) | 1 | | |
| （二）心脏按压C 40分 | 1. 心脏按压主观评分标准 | | 按压手法每发现一处缺陷扣1分、错误扣2分 | |
| | 目测(1):单手定位法／动作清晰／位置准确 | 3 | | |
| | 目测(2):按压手势正确／双手重叠／十指交扣翘起 | 3 | | |
| | 目测(3):按压姿势美观／双臂绷直且垂直／无摇晃 | 3 | | |
| | 目测(4):快速按压／正确数数／节奏平稳／观察面色 | 3 | | |
| | 目测(5):用力按压／掌根抬离不移位／避免冲击或跳跃式 | 3 | | |
| | 2. 心脏按压客观评分标准 | | 误差或错误扣0.2分／次,扣完为止 | |
| | (1)合计按压90次<br>累计次数: | 5 | | |
| | (2)按压频率100～120次／min<br>错误次数: | 5 | | |

| 流程 | 关键操作与主观评估标准 | 分值 | 评分标准 | 扣分 |
|---|---|---|---|---|
| （二）心脏按压C40分 | (3)按压深度 5 ~ 6cm<br>错误次数： | 5 | | |
| | (4)按压部位两乳头连线中点<br>错误次数： | 5 | | |
| | (5)释放充分保持胸部回弹<br>错误次数： | 5 | | |
| （三）气道与通气AB20分 | 1. 人工通气的主观评分 | | | |
| | 单人法 CPR，施救者采用口对口人工呼吸吹气目测 6 次胸廓起伏 | 1 | 人工呼吸手法每一次缺陷扣 0.2 分、至扣完为止，错误扣完本项分 | |
| | 清理口腔、开放气道手法正确、规范 | 2 | | |
| | 按压与通气交替必须衔接紧凑，中断按压 <10 秒 | 2 | | |
| | 2. 人工通气客观评分标准 | | | |
| | (1)累计通气总数刚好 6 次<br>实际：　　　次 | 2 | 误差或错误扣 0.2 分 / 次，至扣完为止 | |
| | (2)通气过度错误次数<br>累计：　　　次 | 5 | | |
| | (3)通气不足错误次数<br>累计：　　　次 | 5 | | |
| | (4)通气过快错误次数<br>累计：　　　次 | 3 | | |
| （四）AED电击除颤D20分 | 待 CPR 做完 2 个周期以后，本案设定 AED 到达；只要 AED 到达、电击除颤就是第一优先，由施救者负责尽快实施一次除颤 | | | |
| | 施救者暂停按压和通气 | 1 | 每发现一次缺陷扣 1 分、错误扣 2 分，至扣完相应的分值为止 | |
| | 施救者首先打开 AED 电源开关 | 2 | | |
| | 施救者必须严格遵照 AED 发出的语音提示，一步步操作 | 3 | | |

续表

| 流程 | 关键操作与主观评估标准 | 分值 | 评分标准 | 扣分 |
|---|---|---|---|---|
| （四）AED电击除颤D20分 | 擦拭胸前皮肤→粘贴电极片位置正确(右上与左下胸) | 3 | | |
| | 压牢两张电极片、贴片中间无缝隙→插入电极导线插头 | 3 | | |
| | 分析心电图时施救者第一次喊叫大家都离开,张开双臂遣散人群 | 3 | | |
| | 充电完毕时再次喊叫大家离开,巡视四周方才按下放电键 | 2 | | |
| | 完成除颤后,施救者即刻开始新一轮的胸外按压 | 2 | | |
| | 放电后不可关机或移除AED、须保持自动监测状态 | 1 | | |
| （五）复检评估5分 | CPR每2分钟应复检一次,但考核时可以从简,施救者除颤完成再按压一个周期,开始复检 | | 每发现一次缺陷扣0.5分、错误扣1分,直至扣完相应的分值为止 | |
| | 施救者复检患者的心跳呼吸,可计时10秒钟,报告复苏成功,整理患者、摆放恢复体位(头侧一边) | 2 | | |
| | 总体印象分:被考核者全身心投入、严肃认真;口齿清晰、动作熟练、干净利落,在规定时间完成各项操作;充分体现人文关怀,动作轻柔、无撞击模型声响 | 3 | | |

## 表 6-2　双人法成人心肺复苏术技能操作考核评分表

| 流程质量主观评分：　　　　终末质量客观评分：<br>(满分 60 分)＿＿＿＿分　(满分 40 分)＿＿＿＿＿分<br>日期　　　年　　月　　日<br>合计得分：＿＿＿＿分 | | | 终末质量客观<br>评分由另外一<br>位评委专门计<br>算得分。<br>评委签名： | |
|---|---|---|---|---|
| 流程 | 关键操作与主观评估标准 | | 分值 | 扣分 |
| 准备<br>阶段 | 两名被考核者分配 AB 角色(医生／护士),提前戴手套,<br>准备好球囊面罩、手动除颤器等待考核<br>医生为第一施救者,护士为第二施救者(携带球囊面罩、<br>除颤器) | | | |
| (一)识别<br>心 脏 骤<br>停,启动<br>应 急 系<br>统 10 分 | 1. A 观察现场环境是否安全 | | 1 | |
| | 2. 做看表动作(考官开始按秒表记录操作时间) | | 1 | |
| | 3. 跪于患者右侧,双膝分开与肩同宽,患者乳头连线对准操作者正中线,膝盖无移动 | | 1 | |
| | 4. 判断反应:拍双肩<br>5. 大声在双耳旁呼唤 | | 1<br>1 | |
| | 6. 判断呼吸脉搏:同时进行,5 ~ 10 秒<br>7. 触摸同侧颈动脉,手法正确,数数计时 | | 1<br>1 | |
| | 8. 向 B 呼救,携带球囊面罩、除颤器 | | 2 | |
| | 9. 摆仰卧位:解开上衣,垫背板(口述即可) | | 1 | |
| (二)优先<br>除 颤,减<br>少按压中<br>断 19 分 | 1. A 实施单纯胸外按压,速度、深度、回弹(目测评分) | | 2 | |
| | 2. B 打开除颤器,调至除颤位置 | | 1 | |

续表

| 流程 | 关键操作与主观评估标准 | 分值 | 扣分 |
|---|---|---|---|
| | 3. A暂停按压,B用电极板检查心律,确认,"室颤,需要除颤,继续按压" | 2 | |
| | 4. A继续单纯按压,速度、深度、回弹(目测) | 3 | |
| | 5. B迅速擦干胸部皮肤<br>6. 在电极板上涂抹适量导电胶,混匀 | 1<br>1 | |
| (二)优先除颤,减少按压中断19分 | 7. B用手柄按钮选择能量双向波200J,并口述"双相波200J",手柄按钮充电至完成(有警报声) | 2 | |
| | 8. A暂停按压,B将电极板安放正确位置<br>9. 再次确认"仍为室颤,大家离开(同时环顾四周)"<br>10. 操作者不接触患者身体 | 3<br>1<br>1 | |
| | 11. B双手加压,同时按下放电键 | 1 | |
| | 12. 除颤后医生继续按压,B将除颤器调整到监护位或者手柄按钮切换能量,消除充电警报,并移位到头顶位置进行气道管理和通气 | 1 | |
| (三)高质量胸外按压15分 | 除颤后A按压,B球囊面罩通气,30:2,完成5个循环<br>此5个循环的按压和通气终末质量由电脑客观评价 | | |
| | 1. 按压位置是否正确/双侧胸廓塌陷程度是否对称<br>2. 首轮30次按压结束,B是否及时球囊通气2次 | 1<br>2 | |
| | 3. 按压手势正确/双手重叠/十指交扣翘起 | 2 | |
| | 4. B口述提醒高质量CPR五个要素 | 1 | |

续表

| 流程 | 关键操作与主观评估标准 | 分值 | 扣分 |
|---|---|---|---|
| （三）高质量胸外按压 15 分 | 5. 按压姿势规范 / 双臂绷直且垂直<br>6. 有无摇晃 | 1.5<br>1.5 | |
| | 7. 快速按压 / 正确数数<br>8. 节奏平稳<br>9. 观察面色 | 1<br>1<br>1 | |
| | 10. 用力按压 / 掌跟紧贴胸壁不移位 / 是否冲击或跳跃式按压 | 3 | |
| （四）气道管理与通气 AB 8 分 | 1. B 移位到头顶部, 检查气道是否有异物<br>2. 压额抬颏开放气道 | 2<br>1 | |
| | 3. B 使用 E-C 手法固定面罩, 通气时间 1 秒 | 1 | |
| | 4. 数数计次, 通气有效 (胸廓起伏) | 2 | |
| | 5. 按压通气交替衔接紧凑, 中断按压 < 10 秒 | 2 | |
| （五）复检评估 4 分 | 1. A 同时评估呼吸脉搏触摸同侧颈动脉<br>2. 数数计时, 时间 5 ~ 10 秒 | 1<br>1 | |
| | 3. A 报告 "呼吸脉搏恢复, 复苏成功" 整理患者衣物, 口述 "摆放恢复体位" | 2 | |
| （六）总体印象分 4 分 | 被考核者全身心投入、严肃认真、口齿清晰、动作熟练、干净利落, 在规定时间内完成各项操作, AB 配合默契, 彼此间有闭环沟通, 体现人文关怀, 动作轻柔, 无掉落物品和撞击声 | 4 | |

## BLS 终末质量客观评分(40分)

秒表计时评价分：_____（满分 12 分）
电脑报告评估分：_____（满分 28 分）
客观得分合计：_____分
记录员签名：_____

| 评估要素 | 客观评估方法与规定基数指标 | 分值 | 评分标准 | 扣分 |
|---|---|---|---|---|
| (一)秒表三段计时(当场报时)客观评价分　实际得分计算:12 分减三项扣分之和 | | | | |
| 1. 开启手动除颤器的时间 | 从医生看表至护士到达患者左侧,开启手动除颤器的时间(如未看表则计时加多10秒),限时在25秒内完成。实际秒表计时:_____秒 | 4 | 每超时 1 秒,扣 0.2 分,扣完为止 | |
| 2. 完成手动除颤时间 | 从护士打开手动除颤器到按下放电键的时间。限时35 秒内完成。实际秒表计时:_____秒 | 4 | 每超时 1 秒,扣 0.2 分,扣完为止 | |
| 3. 除颤后5个循环CPR所用时间 | 从除颤后开始第一次按压至完成 5 个 30 : 2 按压通气周期所用时间,限时105 ~ 120 秒之间完成。实际秒表计时:_____秒 | 4 | 每误差 ±1秒,扣0.2分,扣完为止 | |
| (二)电脑报告打印单(粘贴附后)客观评估分　实际得分计算:28 分减三项扣分之和 | | | | |
| 1. 五个循环胸外按压终末质量 | ① 150 次平均按压深度5 ~ 6cm　实际:____cm | 20 | 扣 1 分 /0.1cm | |

| 评估要素 | 客观评估方法与规定基数指标 | 分值 | 评分标准 | 扣分 |
|---|---|---|---|---|
| 1. 五个循环胸外按压终末质量 | ②正确按压频率100~120次/分<br>实际：____次 | | 误差或错误扣0.2分/次，每小项至扣完6分为止 | |
| | ③累计按压总次数刚好150次<br>实际：____次 | | | |
| | ④按压太浅错误次数<br>累计：____次 | | | |
| | ⑤按压部位错误次数<br>累计：____次 | | | |
| | ⑥胸廓未完全回弹次数<br>累计：____次 | | | |
| 2. 五组人工通气终末质量 | ①累计通气总数10次<br>实际：____次 | 6 | 误差或错误扣0.4分/次至扣完6分为止 | |
| | ②通气过度错误次数<br>累计：____次 | | | |
| | ③通气不足错误次数<br>累计：____次 | | | |
| 3. 按压通气比例与周期 | ①按压通气比例保持30∶2<br>实际：____ | 1 | | |
| | ②刚好完成5个循环<br>实际：____循环 | 1 | 多或少均不得分 | |

# 气道异物梗阻急救技能培训

## 操作训练流程及其考核

## 一、气道异物梗阻的原因、识别及急救方法

气道异物梗阻（foreign body airway obstruction，FBAO）是一种急症，如不及时治疗，数分钟内就可导致死亡。FBAO造成的心脏骤停并不常见，但有意识障碍或吞咽困难的老年人和儿童发生人数相对较多。FBAO是可预防而避免发生的。

## 1 气道异物梗阻的原因及预防

任何患者突然呼吸骤停都应考虑到FBAO，尤其是年轻患者，呼吸突然停止，出现发绀，无任何原因的意识丧失。成人通常在进食时易发生，肉类食物是造成FBAO最常见的原因。易导致FBAO的诱因有：吞食大块难咽食物，饮酒后，老年人戴义齿或吞咽困难，儿童口含小颗粒状食品或物品。

注意下列事项有助于预防 FBAO：

①将食物切碎，细嚼慢咽，尤其是戴义齿者。

②咀嚼和吞咽食物时，避免大笑或交谈。

③避免酗酒。

④阻止儿童口含食物行走、跑或玩耍。

⑤将易误吸入的异物放在婴幼儿拿不到处。

⑥不宜给小儿需要仔细咀嚼或质韧而滑的食物（如花生、坚果、玉米花、果冻等）。

## 2 气道异物梗阻的识别

异物可造成呼吸道部分或完全阻塞，识别 FBAO 是抢救成功的关键。部分阻塞时，患者有通气，能用力咳嗽，但在咳嗽停止时，出现喘息声。此时救助者不宜干扰患者自行排除异物的努力，而应鼓励患者继续咳嗽并自主呼吸。但应守护在患者身旁，并监护患者的情况，如不能解除，即求救 EMSS。

FBAO 患者可能一开始就表现为通气不良；或开始通气好，但逐渐恶化，表现为乏力、无效咳嗽、吸气时高调噪音、呼吸困难加重、发绀。对待这类患者要同气道完全阻塞一样，须争分夺秒地救治。

气道完全阻塞的患者，不能讲话，不能呼吸或咳嗽，用双手抓住颈部，无法通气（图 4-27）。对此征象必须能立即明确识别。救助者应马上询问患者是否被异物噎住，如果患者点头确认，必须立即救治。如不能迅速解除气道阻塞，患者将很快出现意识丧失，甚至死亡。如遇患者意识已丧失，猝然倒地，则应立即 CPR（心肺复苏）。

# 3 气道异物阻塞急救步骤

①及早识别；②告知同意、鼓励咳嗽；③对外呼救；④弯腰环抱；⑤手势冲击。

# 4 解除 FBAO 的常用方法

（1）腹部冲击法（Heimlich 法，海姆立克急救法）：腹部冲击法可使膈肌抬高，气道压力骤然升高，促使气体从肺内排出，这种压力足以产生人为咳嗽，把异物从气管内冲击出来。适用于有意识的立位或坐位患者。救助者站在患者身后，双臂环抱患者腰部，一手握拳，握拳手的拇指侧紧抵患者腹部，位于剑突下与脐上的腹中线部位，再用另一手抓紧拳头，用力快速向内、向上使拳头冲击腹部，反复（连续 5 次）冲击直到把异物从气道内排出来（图 4-28、图 4-29、图 4-30）。如患者意识丧失，即开始 CPR。虽腹部冲击法卓有成效，但也可产生合并症，如腹部或胸腔内脏的破裂或撕裂，1 岁以下婴儿，故除非必要时，一般不随便采用此法。对已行腹部冲击法治疗的患者应仔细检查有无危及生命的合并症。

（2）自行腹部冲击法：发生 FBAO 时，患者本人可一手握拳，用拳头拇指侧抵住腹部剑突下与脐上腹中线部位，另一只手抓紧拳头，用力快速向上、向内使拳头冲击腹部。如果不成功，患者应快速将上腹部抵压在一硬质的物体上，如椅背、桌缘、走廊栏杆，然后用力冲击腹部，直到把气道内异物排除。

（3）胸部冲击法：当患者是妊娠终末期或过度肥胖者时，可采用胸部冲击法代替腹部冲击法。其方法是，救助者站在患者身后，把上肢放在患者腋下，将胸部环抱住。一只拳的拇指侧放在胸外按压部位（双乳头连线中点），应注意避开剑突和肋骨下缘，另一只手抓住拳头，向后冲击，直至把异物排除。

（4）对意识丧失者的解除方法：在解除 FBAO 期间发生意识丧失，救助者应立即求救 120（或让其他人去启动 120）并开始 CPR。胸部按压有助于无反应患者解除 FBAO。对专业急救人员，如怀疑意识丧失是由 FBAO 引起的，建议采取下列方法：

①在 CPR 过程中，如有第二名急救人员在场，则让其启动 120。患者保持平卧。

②用舌 - 上颌上提法开放气道，并试用手指清除口咽部异物。

③开放气道，尝试通气，如通气时患者胸部无起

伏，重新摆放头部位置，再尝试通气。

④如果反复尝试后仍不能进行有效通气，则应考虑FBAO。

⑤在异物清除前，如果通气仍不能使胸廓起伏，应考虑进一步的抢救措施（如Kelly钳，Magilla镊，环甲膜穿刺/切开术），建立通畅的气道。

⑥如FBAO已解除，气道开通后患者仍无呼吸，需2次人工通气。再检查循环体征（检查脉搏及自主呼吸、咳嗽和运动），如无脉搏，即开始胸外按压。按压/通气比30∶2。

## 5 如何确定气道梗阻已经解除

①明确看到异物出来了，并已经清理了；或者成年人已经自己感觉到异物出来了，同时施救者也看到异物出来了。

②患者呼吸恢复，能够有进出气流的表现，胸廓有明显起伏，呼吸恢复正常。

# 二、气道异物梗阻急救技能培训操作流程

成人气道异物梗阻现场急救技能培训操作流程见图6-1。

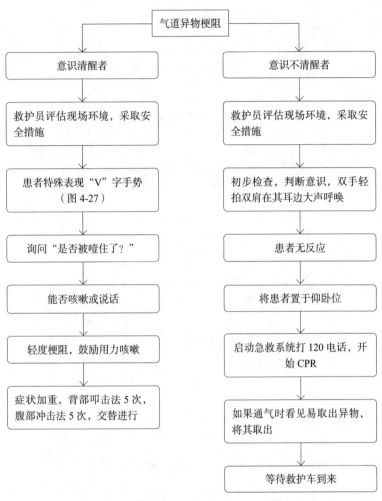

图6-1 成人气道异物梗阻现场急救技能培训操作流程

　　婴儿气道异物梗阻现场急救技能培训操作流程见图6-2。

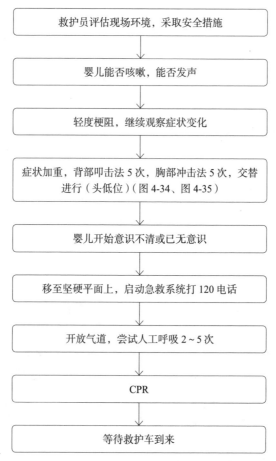

图 6-2　婴儿气道异物梗阻现场急救技能培训操作流程

# 三、气道异物梗阻急救技能培训操作考核

气道异物梗阻急救技能培训操作考核见表 6-3。

## 表 6-3 气道异物梗阻海姆立克急救法操作考核评分表

| 考核日期 年 月 日<br>合计得分：_____分<br>评委签名：_____ | | | (1)及格(≥ 75 分)□<br>(2)需要补考□(3)不及格□ | | |
| --- | --- | --- | --- | --- | --- |
| 流程 | 关键操作与评估标准 | 分值 | 评分标准 | | 扣分 |
| 操作前<br>准备<br>15 分 | 1. 安全意识:评估现场环境安全,并口述现场环境安全 | 5 | 每发现一项缺陷扣 2 分<br>错误单项扣完 | | |
| | 2. 个人防护:口述已做好个人防护 | 5 | | | |
| | 3. 看表记录抢救时间 | 5 | | | |
| 评估<br>患者<br>10 分 | 1. 判断患者状态:询问"您是不是呛着了? 我学过急救,可以帮助你吗?" | 5 | | | |
| | 2. 评估患者可能出现气道异物梗阻 | 5 | | | |
| 海姆立<br>克手法<br>实施<br>75 分 | 成人海姆立克手法实施 | | 每发现一项缺陷扣 2 分<br>错误单项扣完 | | |
| | 1. 让患者轻度前倾,头向下,张开嘴巴 | 5 | | | |
| | 2. 双臂环抱患者腹部,以"前弓后箭"的姿势站稳 | 5 | | | |
| | 3. 一手伸出食指和中指放在患者肚脐正中上方 | 5 | | | |

续表

| 流程 | 关键操作与评估标准 | 分值 | 评分标准 | 扣分 |
|---|---|---|---|---|
| 海姆立克手法实施 75分 | 4. 一手握空心拳,将拇指侧顶住病人腹部正中线脐上两横指处 | 5 | | |
| | 5. 抽出两横指的手包住拳头 | 5 | | |
| | 6. 采用海姆立克手法将环抱患者的双手快速向后(己方)向上做连续、快速的冲击5次 | 8 | | |
| | 婴儿海姆立克手法实施 | | | |
| | 1. 用胳臂平托患婴,婴儿面部朝下,用手掌托稳患婴下颌部(避免压迫颏下软组织),使其整个骑跨于施救者前臂,头低位 | 8 | 每发现一项缺陷扣2分 错误单项扣完 | |
| | 2. 施救者取坐位或跪立姿势,在腿上安全支撑患婴 | 7 | | |
| | 3. 用另一只手的手掌根在婴儿肩胛之间用力向下、向前快速拍击,连续5次 | 7 | | |
| | 4. 施救者保持体位,交换双手。拍击手的手掌托稳患婴枕部,前臂仰面平托患婴使患婴平躺前臂,头低位,保持稳定 | 7 | | |

续表

| 流程 | 关键操作与评估标准 | 分值 | 评分标准 | 扣分 |
|---|---|---|---|---|
| 海姆立克手法实施 75 分 | 5. 另一手以双指按压手法,在胸外按压部位(双乳连线下一横指)处向下向前做快速按压冲击,连续 5 次 | 7 | | |
| | 6. 双手交替实施,直至气道异物梗阻解除或患婴意识丧失 | 6 | | |

# 创伤止血、包扎、固定、搬运技能
## 培训操作训练流程及其考核

## 一、压迫止血法

### 1 直接压迫止血法

适用于大部分外出血的止血，是最直接、快速、有效的止血方法。直接压迫止血法操作流程见图 6-3。

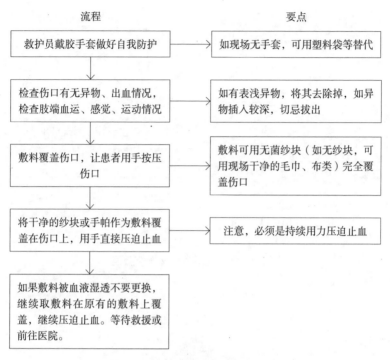

图 6-3 直接压迫止血法操作流程

# 2 桡尺动脉指压法

适用于手部的出血。桡尺动脉指压法操作流程见图 6-4。

流程 要点

救护员戴胶手套做好自我防护 → 如现场无手套，可用塑料袋等替代

检查伤口有无异物、出血情况 → 如有表浅异物，将其去除掉，如异物插入较深，切忌拔出

用无菌纱块放在手腕处 → 敷料可用无菌纱块（如无纱块，可用现场干净的毛巾、布类）完全覆盖伤口

用大拇指按压桡尺动脉压迫10～15分钟（图6-5） → 桡动脉位于腕掌侧面的上方和桡侧腕屈肌腱的外侧位置表浅，可触及搏动

图6-4　桡尺动脉指压法操作流程

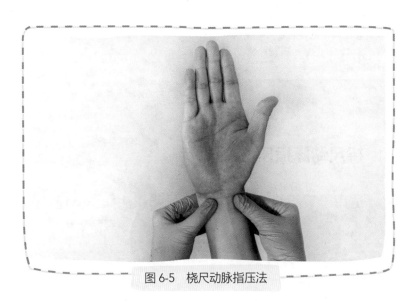

图6-5　桡尺动脉指压法

# 3 肱动脉指压法

　　适用于前臂、上臂中或远端的出血。肱动脉指压法操作流程见图 6-6。

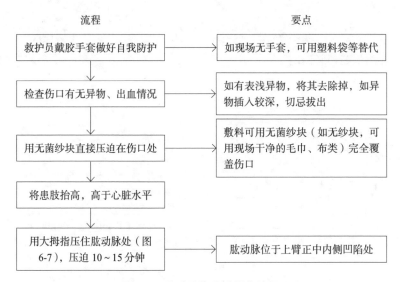

| 流程 | 要点 |
| --- | --- |
| 救护员戴胶手套做好自我防护 | 如现场无手套，可用塑料袋等替代 |
| 检查伤口有无异物、出血情况 | 如有表浅异物，将其去除掉，如异物插入较深，切忌拔出 |
| 用无菌纱块直接压迫在伤口处 | 敷料可用无菌纱块（如无纱块，可用现场干净的毛巾、布类）完全覆盖伤口 |
| 将患肢抬高，高于心脏水平 | |
| 用大拇指压住肱动脉处（图 6-7），压迫 10～15 分钟 | 肱动脉位于上臂正中内侧凹陷处 |

图 6-6　肱动脉指压法操作流程

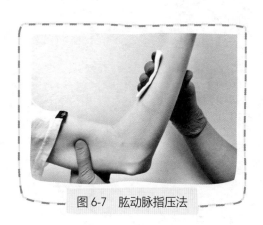

图 6-7　肱动脉指压法

# 二、包扎法

## 1 环行包扎法

适用于肢体粗细较均匀处伤口包扎。环行包扎法操作流程见图 6-8。

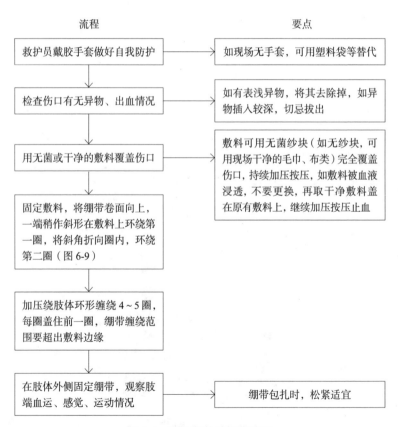

图6-8 环行包扎法操作流程

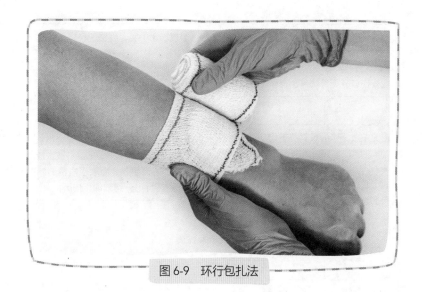

图6-9 环行包扎法

## 2 螺旋包扎法

适用于粗细不相等的肢体、躯干部。螺旋包扎法操作流程见图 6-10。

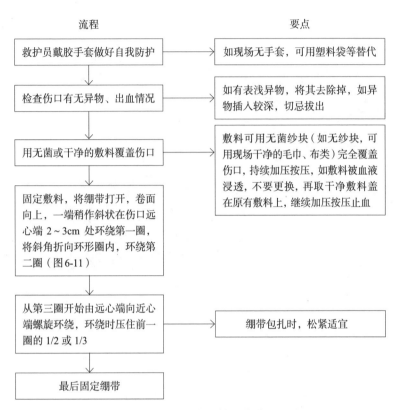

流程

要点

| 救护员戴胶手套做好自我防护 | → | 如现场无手套，可用塑料袋等替代 |

| 检查伤口有无异物、出血情况 | → | 如有表浅异物，将其去除掉，如异物插入较深，切忌拔出 |

| 用无菌或干净的敷料覆盖伤口 | → | 敷料可用无菌纱块（如无纱块，可用现场干净的毛巾、布类）完全覆盖伤口，持续加压按压，如敷料被血液浸透，不要更换，再取干净敷料盖在原有敷料上，继续加压按压止血 |

固定敷料，将绷带打开，卷面向上，一端稍作斜状在伤口远心端 2～3cm 处环绕第一圈，将斜角折向环形圈内，环绕第二圈（图6-11）

| 从第三圈开始由远心端向近心端螺旋环绕，环绕时压住前一圈的 1/2 或 1/3 | → | 绷带包扎时，松紧适宜 |

最后固定绷带

图 6-10　螺旋包扎法操作流程

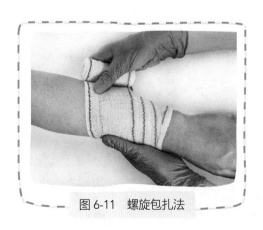

图 6-11　螺旋包扎法

# 3 手掌 "8" 字包扎法

适用于手掌、手背关节处伤口。手掌 "8" 字包扎法操作流程见图 6-12。

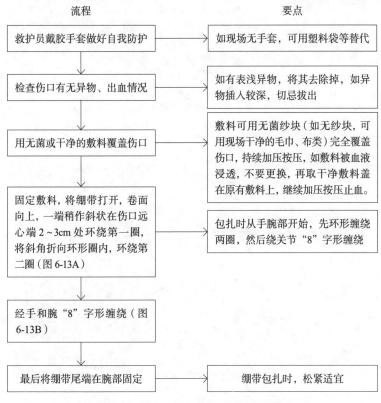

| 流程 | 要点 |
|------|------|
| 救护员戴胶手套做好自我防护 | 如现场无手套，可用塑料袋等替代 |
| 检查伤口有无异物、出血情况 | 如有表浅异物，将其去掉，如异物插入较深，切忌拔出 |
| 用无菌或干净的敷料覆盖伤口 | 敷料可用无菌纱块（如无纱块，可用现场干净的毛巾、布类）完全覆盖伤口，持续加压按压，如敷料被血液浸透，不要更换，再取干净敷料盖在原有敷料上，继续加压按压止血。 |
| 固定敷料，将绷带打开，卷面向上，一端稍作斜状在伤口远心端 2～3cm 处环绕第一圈，将斜角折向环形圈内，环绕第二圈（图 6-13A） | 包扎时从手腕部开始，先环形缠绕两圈，然后绕关节 "8" 字形缠绕 |
| 经手和腕 "8" 字形缠绕（图 6-13B） | |
| 最后将绷带尾端在腕部固定 | 绷带包扎时，松紧适宜 |

图 6-12 手掌 "8" 字包扎法操作流程

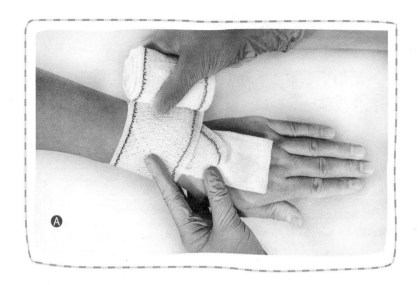

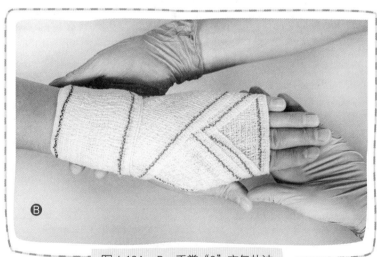

图 6-13A、B 手掌 "8" 字包扎法

# 4 肘部"8"字包扎法

适用于肘部关节处伤口。肘部"8"字包扎法操作流程见图 6-14。

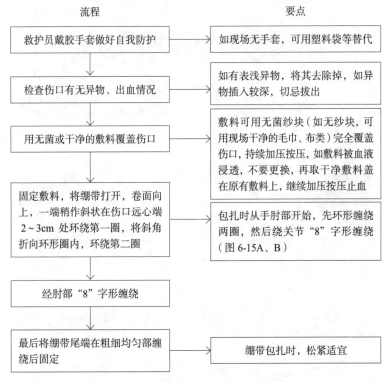

| 流程 | 要点 |
|---|---|
| 救护员戴胶手套做好自我防护 | 如现场无手套，可用塑料袋等替代 |
| 检查伤口有无异物、出血情况 | 如有表浅异物，将其去除掉，如异物插入较深，切忌拔出 |
| 用无菌或干净的敷料覆盖伤口 | 敷料可用无菌纱块（如无纱块，可用现场干净的毛巾、布类）完全覆盖伤口，持续加压按压，如敷料被血液浸透，不要更换，再取干净敷料盖在原有敷料上，继续加压按压止血 |
| 固定敷料，将绷带打开，卷面向上，一端稍作斜状在伤口远心端2～3cm 处环绕第一圈，将斜角折向环形圈内，环绕第二圈 | 包扎时从手肘部开始，先环形缠绕两圈，然后绕关节"8"字形缠绕（图 6-15A、B） |
| 经肘部"8"字形缠绕 | |
| 最后将绷带尾端在粗细均匀部缠绕后固定 | 绷带包扎时，松紧适宜 |

图 6-14　肘部"8"字包扎法操作流程

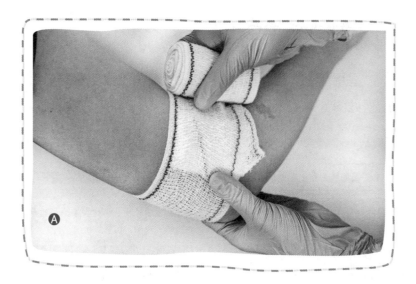

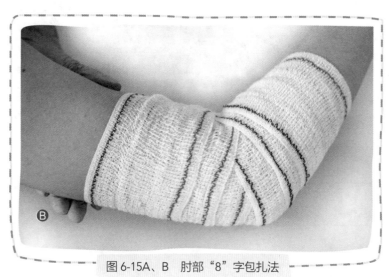

图 6-15A、B  肘部"8"字包扎法

# 5 三角巾头帽式包扎

　　三角巾头帽式包扎适用于头顶部伤口包扎。三角巾头帽式包扎操作流程见图 6-16。

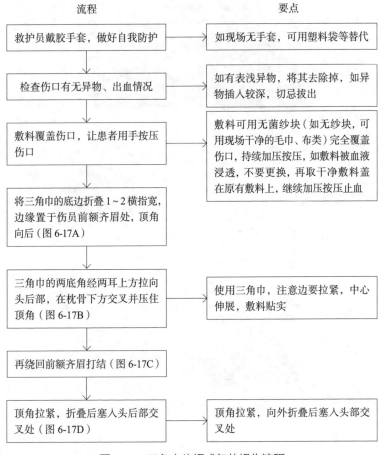

图 6-16　三角巾头帽式包扎操作流程

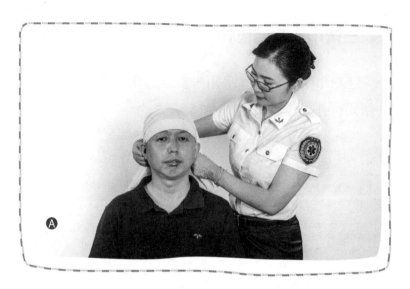

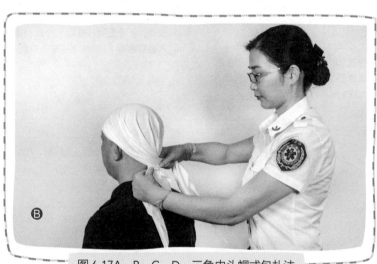

图6-17A、B、C、D 三角巾头帽式包扎法

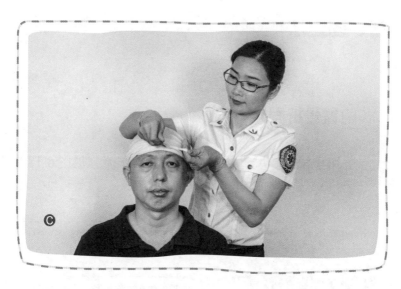

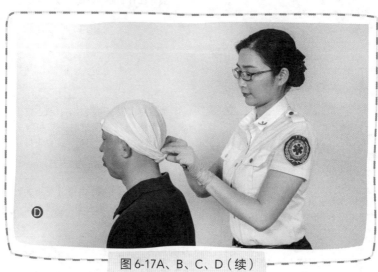

图 6-17A、B、C、D（续）

# 三、固定法

## 1 前臂骨折固定

适用于桡骨、尺骨闭合性骨折。操作流程见图6-18。

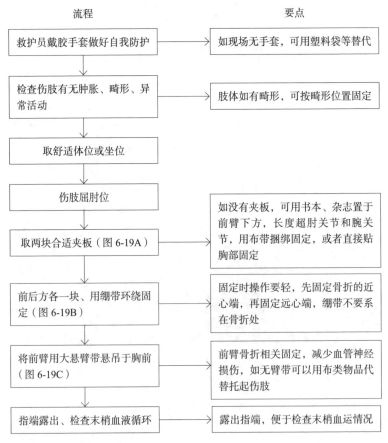

图 6-18　前臂骨折固定操作流程

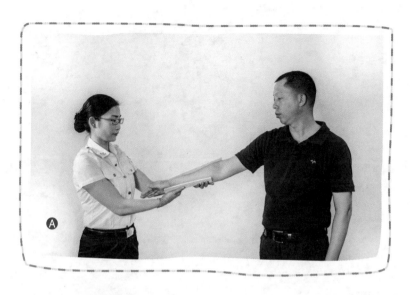

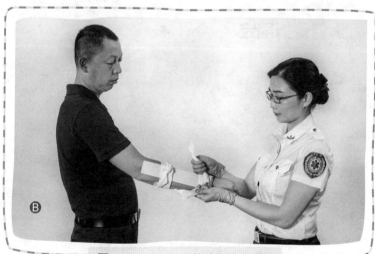

图 6-19A、B、C　前臂骨折固定法

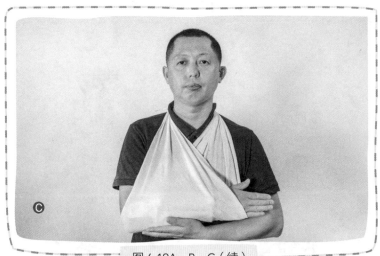

图 6-19A、B、C（续）

## 2 上臂骨折固定

适用于肱骨闭合性骨折固定。上臂骨折固定操作流程见图 6-20。

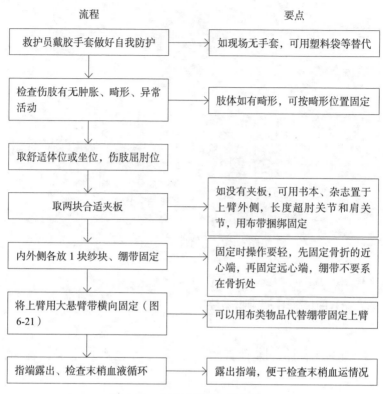

流程

要点

救护员戴胶手套做好自我防护 → 如现场无手套，可用塑料袋等替代

检查伤肢有无肿胀、畸形、异常活动 → 肢体如有畸形，可按畸形位置固定

取舒适体位或坐位，伤肢屈肘位

取两块合适夹板 → 如没有夹板，可用书本、杂志置于上臂外侧，长度超肘关节和肩关节，用布带捆绑固定

内外侧各放 1 块纱块、绷带固定 → 固定时操作要轻，先固定骨折的近心端，再固定远心端，绷带不要系在骨折处

将上臂用大悬臂带横向固定（图6-21） → 可以用布类物品代替绷带固定上臂

指端露出、检查末梢血液循环 → 露出指端，便于检查末梢血运情况

图 6-20　上臂骨折固定操作流程

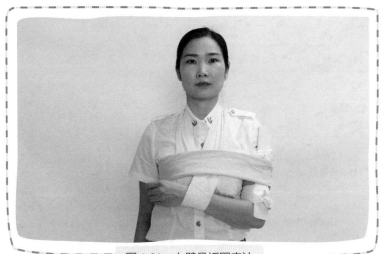

图 6-21　上臂骨折固定法

# 3 小腿骨折健侧固定

适用于胫、腓骨骨折。小腿骨折健侧固定操作流程见图 6-22。

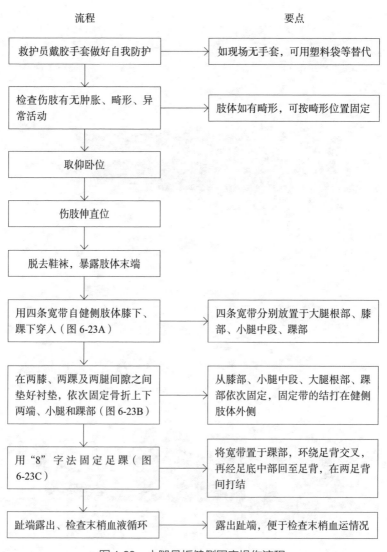

图 6-22　小腿骨折健侧固定操作流程

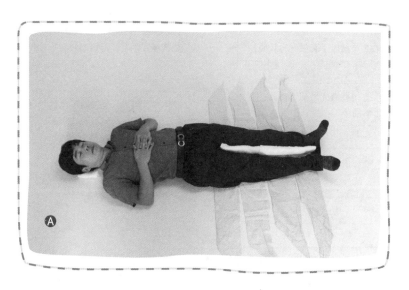

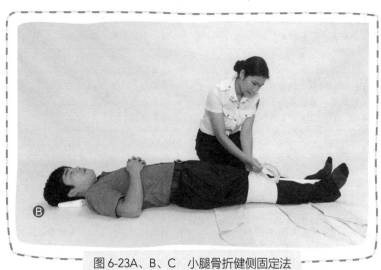

图 6-23A、B、C　小腿骨折健侧固定法

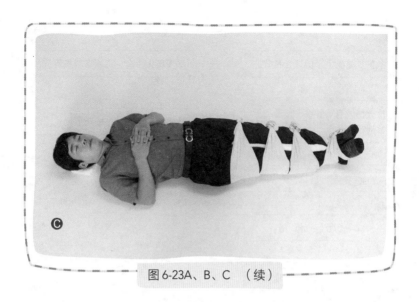

图 6-23A、B、C （续）

# 4 大腿骨折健侧固定

适用于股骨干闭合性骨折。大腿骨折健侧固定操作
流程见图 6-24。

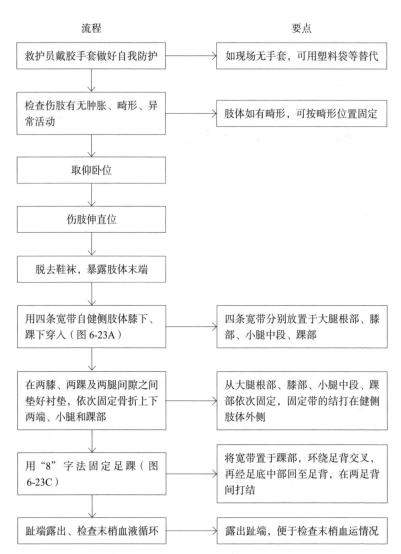

| 流程 | 要点 |
|---|---|
| 救护员戴胶手套做好自我防护 | 如现场无手套，可用塑料袋等替代 |
| 检查伤肢有无肿胀、畸形、异常活动 | 肢体如有畸形，可按畸形位置固定 |
| 取仰卧位 | |
| 伤肢伸直位 | |
| 脱去鞋袜，暴露肢体末端 | |
| 用四条宽带自健侧肢体膝下、踝下穿入（图6-23A） | 四条宽带分别放置于大腿根部、膝部、小腿中段、踝部 |
| 在两膝、两踝及两腿间隙之间垫好衬垫，依次固定骨折上下两端、小腿和踝部 | 从大腿根部、膝部、小腿中段、踝部依次固定，固定带的结打在健侧肢体外侧 |
| 用"8"字法固定足踝（图6-23C） | 将宽带置于踝部，环绕足背交叉，再经足底中部回至足背，在两足背间打结 |
| 趾端露出、检查末梢血液循环 | 露出趾端，便于检查末梢血运情况 |

图6-24 大腿骨折健侧固定操作流程

# 四、搬运法

## 1 扶行搬运法

适用于搬运单侧下肢有轻伤但没有骨折，两侧或一侧上肢没有受伤，在救护员帮助下能行走的伤员。扶行搬运法操作流程见图 6-25。

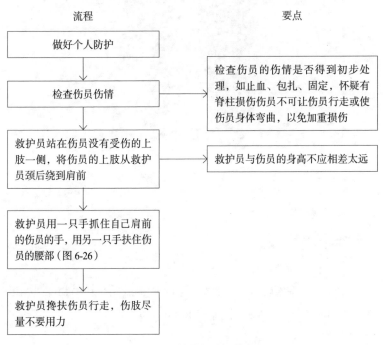

图 6-25　扶行搬运法操作流程

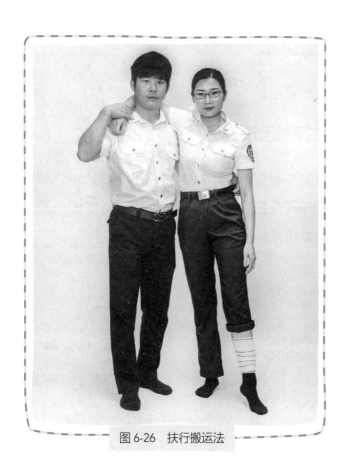

图 6-26　扶行搬运法

## 2 抱持搬运法

适用于年幼、体轻、伤病较轻或只有手足部骨折的伤员。抱持搬运法操作流程见图 6-27。

流程　　　　　　　　　　　　　　　　要点

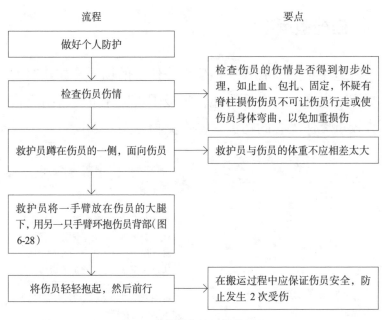

| 流程 | 要点 |
|---|---|
| 做好个人防护 | |
| 检查伤员伤情 | 检查伤员的伤情是否得到初步处理，如止血、包扎、固定，怀疑有脊柱损伤伤员不可让伤员行走或使伤员身体弯曲，以免加重损伤 |
| 救护员蹲在伤员的一侧，面向伤员 | 救护员与伤员的体重不应相差太大 |
| 救护员将一手臂放在伤员的大腿下，用另一只手臂环抱伤员背部（图6-28） | |
| 将伤员轻轻抱起，然后前行 | 在搬运过程中应保证伤员安全，防止发生 2 次受伤 |

图 6-27　抱持搬运法操作流程

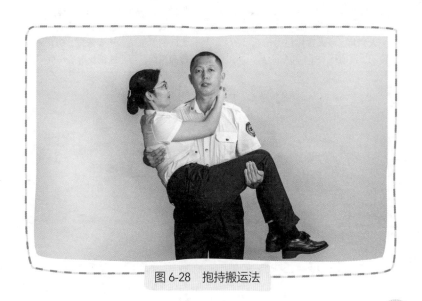

图 6-28　抱持搬运法

# 3 座椅搬运法

适用于空间有限、担架无法使用的场所，如狭窄的楼梯或电梯，可搬运昏迷，呼吸困难，无下肢骨折且伤势较重无法配合的伤员。操作流程见图6-29。

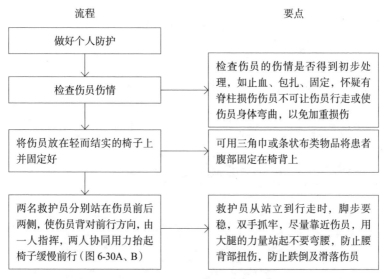

流程　　　　　　　　　　　　　　要点

做好个人防护

检查伤员伤情 → 检查伤员的伤情是否得到初步处理，如止血、包扎、固定，怀疑有脊柱损伤伤员不可让伤员行走或使伤员身体弯曲，以免加重损伤

将伤员放在轻而结实的椅子上并固定好 → 可用三角巾或条状布类物品将患者腹部固定在椅背上

两名救护员分别站在伤员前后两侧，使伤员背对前行方向，由一人指挥，两人协同用力抬起椅子缓慢前行（图6-30A、B） → 救护员从站立到行走时，脚步要稳，双手抓牢，尽量靠近伤员，用大腿的力量站起不要弯腰，防止腰背部扭伤，防止跌倒及滑落伤员

图6-29　座椅搬运法操作流程

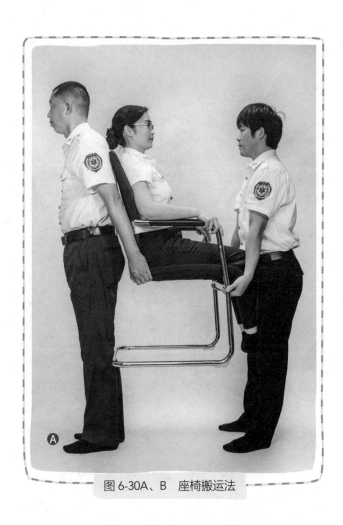

图 6-30A、B　座椅搬运法

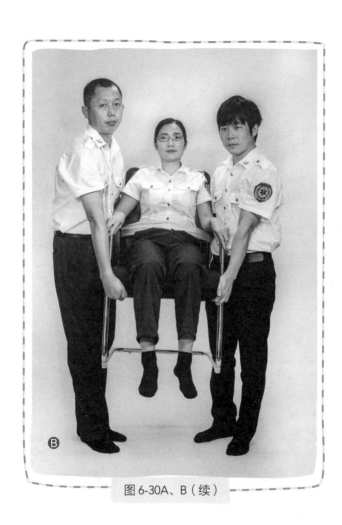

图 6-30A、B（续）

# 五、疑似脊柱伤现场固定与搬运的急救技能操作考核

疑似脊柱伤现场固定与搬运的急救技能操作考核评分见表 6-4。

表 6-4　疑似脊柱伤现场固定与搬运的急救技能操作考核评分表

（主要用于由医生、护士和司机组成的院前急救小组的现场救护考核,可供社会急救培训参考）

| 步骤 | 分解动作与分值 | 正确指标和要求 | 错误扣分（最高值） | 实际扣分 |
|------|------|------|------|------|
| （一）前期准备　12 分 | 1. 物品准备 4 分 | 全身脊柱固定板和 3 条配套的约束带<br>颈托和头部固定器置于伤员头部一侧 | − 1 分 /缺 1 项 | |
| | 2. 救护人员 3 分 | 医、护、司三名院前救护人员共同参与<br>指定医生担任指挥员、护士为第一助手 | − 3 分 /少 1 人 | |
| | 3. 观察周围环境 1 分 | 指挥员首先观察周围环境是否安全<br>确定现场安全后,方可下令上前救护 | − 0.5<br>− 0.5 | |
| | 4. 固定占位 1 分 | 指挥员从正面上、然后再跪于伤员头顶<br>第一助手跪在伤员右侧、与肩部平齐 | − 0.5<br>− 0.5 | |

| 步骤 | 分解动作与分值 | 正确指标和要求 | 错误扣分（最高值） | 实际扣分 |
|---|---|---|---|---|
| （一）前期准备 12分 | 5. 安慰伤员 2分 | 指挥员表明身份、安慰伤员、询问伤势<br>要求伤员整个身体静止、保持不动 | − 0.5/ 缺1项<br>− 0.5 | |
| | 6. 作疑似诊断 1分 | 对所有倒地不起的伤员都应疑似诊断<br>下达口头医嘱"准备脊柱固定" | − 0.5<br>− 0.5 | |
| （二）摆正体位 10分 | 1. 自体稳定 1分 | 由第一助手先施行自体稳定<br>将伤员双手和肘部放置其自身胸腹前 | − 0.5<br>− 0.5 | |
| | 2. 头锁手法固定 4分 | 指挥员用"头锁"手法固定伤员头部（图6-31）<br>头锁手法要求做得规范、到位<br>双肘部首先依托可靠支撑、无悬空迹象<br>动作须充分体现出"从不稳定到稳定" | − 1<br>− 1<br>− 1<br>− 1 | |
| | 3. 理顺躯干四肢 1分 | 第一助手和第二助手理顺伤员躯干、上肢和下肢摆正仰卧位、保持整个身体平直无扭曲 | − 0.5<br>− 0.5 | |
| | 4. 树立瞄准标志 1分 | 第一助手将右手食指放在伤员胸骨上<br>以胸骨正中线作为定位瞄准标志 | − 0.5<br>− 0.5 | |

续表

| 步骤 | 分解动作与分值 | 正确指标和要求 | 错误扣分（最高值） | 实际扣分 |
|------|------|------|------|------|
| （二）摆正体位 10分 | 5. 调整头部位置 1分 | 指挥员采用"头锁"手法调整伤员头位<br>先沿着颈轴向轻柔旋转作小心调整<br>后顺着举颏向轻柔仰头作小心调整 | - 0.5<br><br>- 0.5 | |
| | 6. 摆正确体位 2分 | 鼻尖、胸骨正中线与脚趾成一条直线<br>头往后仰、双眼平视呈自然解剖体位 | - 1<br><br>- 1 | |
| （三）颈托固定颈部后查体 15分 | 1. 头锁固定 2分 | 指挥者始终用"头锁"手法固定头颈部<br>伤员头部固定保持牢固稳定、无晃动 | - 1<br><br>- 1 | |
| | 2. 选择合适颈托 4分 | 第一助手正确丈量颈部长短、报手指数<br>第一助手选择并调节合适高度的颈托<br>颈托高度"宁低勿高"、确保尺码适当 | - 2<br><br>- 1<br><br>- 1 | |
| | 3. 正确安放颈托 2分 | 第一助手对颈托进行适当弯曲塑形<br>小心将颈托圈穿过伤员的颈后部、居中妥善固定好颈托、避免压住耳朵或衣物（图6-32） | - 0.5<br><br>- 0.5<br><br>- 1 | |

| 步骤 | 分解动作<br>与分值 | 正确指标和要求 | 错误扣分<br>（最高值） | 实际<br>扣分 |
|---|---|---|---|---|
| （三）颈托固定颈部后查体<br>15分 | 4. 检查确认无误<br>4分 | 颈托尺码合适避免固定不牢或过度伸展 | − 2 | |
| | | 颈托的位置正确，中央点居中正对下巴 | − 1 | |
| | | 颈托的松紧适度，伤员感觉舒适 | − 1 | |
| | 5. 分工检查<br>3分 | 指挥员检查询问伤员的神志和呼吸 | − 0.5 | |
| | | 第一助手检查伤员颈动脉、头部及颈部 | − 1 | |
| | | 第一助手检查躯干四肢有无出血和骨折 | − 1.5 | |
| （四）整体翻身<br>11分 | 1. 交换固定手法<br>3分 | 第一助手须使用"头胸锁"手法过渡 | − 1 | |
| | | 指挥员换用"头肩锁"手法固定头颈部 | − 1 | |
| | | 长手为右手、肘部依托于自身膝盖上 | − 1 | |
| | 2. 准备翻身<br>2分 | 2名助手均跪在伤员右侧同一边 | − 0.5 | |
| | | 分别扶持伤员上肢胸部、髋部和双下肢 | − 0.5 | |
| | | 统一采用"螳螂手"准备翻身（图6-33） | − 1 | |
| | 3. 发出翻身口令<br>2分 | 指挥员先清楚讲明翻身方向、发出口令 | − 1 | |
| | | 3名救护人员协调一致将伤员往右翻身 | − 1 | |

续表

| 步骤 | 分解动作与分值 | 正确指标和要求 | 错误扣分（最高值） | 实际扣分 |
|---|---|---|---|---|
| （四）整体翻身 11分 | 4. 同轴整体翻身 4分 | 伤员头、颈、躯干和四肢为一个整体 | − 1 | |
| | | 沿同一轴线整体翻身90°、摆放侧卧位（图6-34） | − 1 | |
| | | 翻身过程中身体不得有扭曲或失误 | − 2 | |
| （五）检查脊柱 3分 | 1. 检查部位 1分 | 由第一助手负责检查伤员的脊柱伤情 | − 0.5 | |
| | | 自上而下地沿着整个脊柱触诊至骶尾部 | − 0.5 | |
| | 2. 检查结果 1分 | 触诊每一个椎体是否有局部压痛或畸形 | − 0.5 | |
| | | 作出疑似脊椎骨折的初步定位诊断 | − 0.5 | |
| | 3. 保持侧卧位 1分 | 其余2人平稳固定伤员身体、无摇摆 | − 0.5 | |
| | | 保持头、颈、躯干呈一条直线、无弯曲 | − 0.5 | |
| （六）滚动上固定板 11分 | 1. 放置脊柱固定板 0.5分 | 第二助手迅速将脊柱固定板推至伤员的背下 | − 0.5 | |
| | 2. 位置摆放合适 3分 | 头部固定器的锁止基座正对伤员耳部 | − 1 | |
| | | 确认脊柱固定板的高低位置摆放合适 | − 1 | |
| | | 摆放脊柱固定板一次到位、避免重新翻身 | − 1 | |

| 步骤 | 分解动作与分值 | 正确指标和要求 | 错误扣分（最高值） | 实际扣分 |
|---|---|---|---|---|
| （六）滚动上固定板 11分 | 3. 翻滚上固定板 2分 | 指挥员发出统一数数口令、协调地将伤员整体翻滚到脊柱固定板上 | − 1 | |
| | | 滚动过程中伤员身体不得有扭曲或失误 | − 1 | |
| | 4. 交换固定手法 3.5分 | 第一助手须使用"头胸锁"手法过渡 | − 1 | |
| | | 指挥员改用"肩锁"手法固定伤员 | − 1 | |
| | | 指挥员双前臂牢牢夹持固定住头颈部 | − 0.5 | |
| | | 二名助手同时使用"交叉手" | − 0.5 | |
| | | 指挥员发出统一数数口令 | − 0.5 | |
| | 5. 将伤员平推至脊柱固定板正中间 2分 | 将伤员平推至脊柱固定板的正中间 | − 1 | |
| | | 必须保证伤员整个身体呈一条直线,平推过程中不得有扭曲或者失误 | − 1 | |
| （七）重新调颈托 5分 | 1. 交换固定手法 2分 | 第一助手用"头胸锁"手法协助 | − 1 | |
| | | 指挥员改用"头锁"固定伤员头部 | − 1 | |
| | 2. 重新调整颈托 1分 | 由第一助手小心松开颈托 | − 0.5 | |
| | | 重新调整颈托与下巴的居中位置 | − 0.5 | |

续表

| 步骤 | 分解动作<br>与分值 | 正确指标和要求 | 错误扣分<br>（最高值） | 实际<br>扣分 |
|---|---|---|---|---|
| （七）重新调颈托　5分 | 3. 调整头部位置<br>1分 | 由第一助手用右手食指定位并手势指挥 | − 0.5 | |
| | | 指挥员将伤员头部调整至自然解剖位 | − 0.5 | |
| | 4. 重新固定颈托<br>1分 | 重新固定好颈托、确认松紧无误 | − 0.5 | |
| | | 第一助手再次检查伤员颈动脉搏动 | − 0.5 | |
| （八）稳妥固定伤员身躯　10分 | 1. 头胸锁固定<br>1.5分 | 由第一助手接替指挥员固定头部 | − 0.5 | |
| | | 采用"头胸锁"手法固定伤员头部 | − 1 | |
| | 2. 安装头部固定器<br>1.5分 | 由指挥员一人实施安装 | − 0.5 | |
| | | 分别紧贴在伤员耳部的左、右两侧 | − 0.5 | |
| | | 头部固定器安装在固定板的锁止基座上 | − 0.5 | |
| | 3. 稳妥固定好头部<br>3分 | 头部固定器的锁止位置正确、露出耳朵 | − 1 | |
| | | 先下巴后前额、固定带粘贴松紧适度 | − 1 | |
| | | 稳妥固定好伤员头部,确认已无法移动 | − 1 | |
| | 4. 固定整个躯干<br>3分 | 至少3对约束带绕过伤员的上、下半身 | − 1 | |
| | | 分别用"斜十字"交叉法各捆绑一次 | − 1 | |
| | | 将伤员躯干与脊柱固定板牢固捆在一起(图6-35) | − 1 | |

| 步骤 | 分解动作<br>与分值 | 正确指标和要求 | 错误扣分<br>（最高值） | 实际<br>扣分 |
|---|---|---|---|---|
| （八）稳妥固定伤员身躯 10分 | 5. 捆绑伤员手足 1分 | 分别使用2条三角巾将伤员双手腕与双足踝"8字"交叉固定、捆绑<br>松紧适度（图6-35） | － 0.5<br><br>－ 0.5 | |
| （九）再次全面查体 3分 | 1. 重新检查伤员重要的生命体征 1.5分 | 由指挥员实施检查、口述报告：<br>神志和瞳孔<br>呼吸（数值描述）<br>脉搏（数值描述）<br>血压（数值描述） | － 0.3<br>－ 0.3<br>－ 0.3<br>－ 0.3<br>－ 0.3 | |
| | 2. 重新检查伤员双侧肢体功能 1.5分 | 由第一助手实施检查、口述报告：<br>检查末梢血液循环（P）<br>检查四肢运动功能（M）<br>触摸皮肤感觉平面（S）<br>第二助手整理固定伤员躯干的约束带 | － 0.3<br><br>－ 0.3<br>－ 0.3<br>－ 0.3<br>－ 0.3 | |
| （十）抬担架搬运 4分 | 1. 摆好姿势 1分 | 4人内侧手握持脊柱固定板的手位对称<br>内侧腿单膝着地、挺身蹲在担架四个角（图6-36） | － 0.5<br>－ 0.5 | |

续表

| 步骤 | 分解动作与分值 | 正确指标和要求 | 错误扣分（最高值） | 实际扣分 |
|---|---|---|---|---|
| （十）抬担架搬运 4分 | 2. 抬起担架前进 2分 | 由指挥员发出统一数数口令 | − 0.5 | |
| | | 4人协调一致地抬起脊柱固定板 | − 0.5 | |
| | | 保持脊柱固定板的平衡、稳定步调 | − 0.5 | |
| | | 一致地前进,无左右晃动 | − 0.5 | |
| | 3. 行进方向正确 1分 | 伤员应脚冲前、头朝后的方向行进 | − 0.5 | |
| | | 将硬担架抬起、然后在原地平稳放下 | − 0.5 | |
| （十一）总体表现与终末质量评价 16分 | 1. 保持一条直线 2分 | 伤员头颈部须尽量避免不必要的移动 | − 1 | |
| | | 在整个移动过程中,始终保证一条直线 | − 1 | |
| | 2. 保持同一轴线 2分 | 伤员整个身躯沿着同一轴线翻身 | − 1 | |
| | | 须动作一致地整体翻身、滚动上硬担架 | − 1 | |
| | 3. 保持手法固定 2分 | 整个操作过程始终有人用手固定头颈部 | − 0.5 | |
| | | 手法固定须始终保证双肘部有依托支撑 | − 0.5 | |
| | | 直至上好头部固定器以后才能放开双手 | − 1 | |
| | 4. 固定手法正确 2分 | 每种手法的应用范围和姿势必须正确 | − 0.5 | |
| | | 交换不同手法时需先用"头胸锁"过渡 | − 0.5 | |
| | | 接触伤员身体前操作者须先"自体稳定" | − 1 | |

续表

| 步骤 | 分解动作与分值 | 正确指标和要求 | 错误扣分（最高值） | 实际扣分 |
|---|---|---|---|---|
| （十一）总体表现与终末质量评价 16分 | 5. 全程秒表计时 6分 | 从指挥员最初上场举手示意开始计时，至最后抬起担架停止计时；限时5分钟完成。<br>全程实际用时： 分 秒 | − 0.5 分/10 秒（6分封顶，扣完为止） | |
| | 6. 表现印象分 2分 | 要求三名救护人员：<br>穿戴整洁、口齿清楚流畅<br>服从指挥、相互呼应配合<br>全程操作充分体现人文关怀 | − 0.5<br>− 0.5<br>− 1 | |

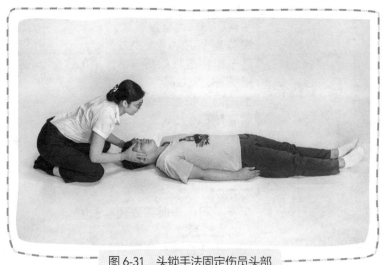

图 6-31 头锁手法固定伤员头部

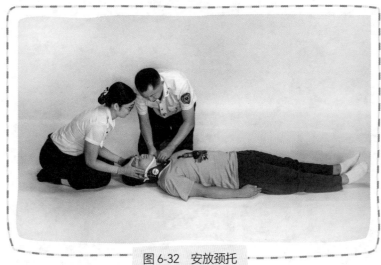

图 6-32　安放颈托

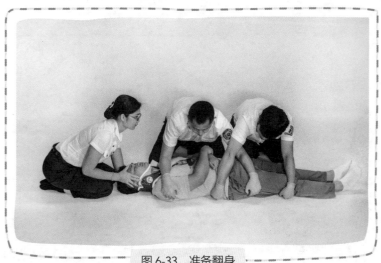

图 6-33　准备翻身

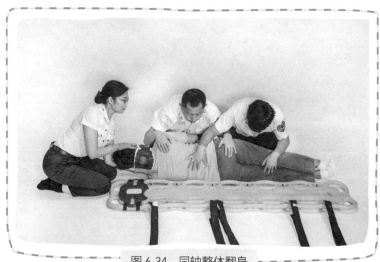

图 6-34　同轴整体翻身

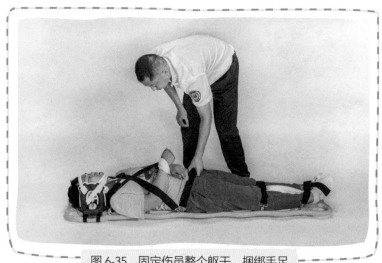

图 6-35　固定伤员整个躯干、捆绑手足

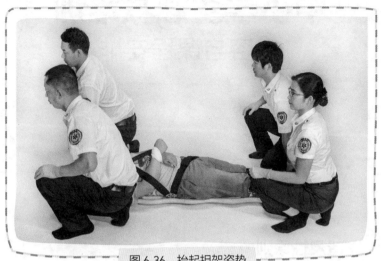

图 6-36 抬起担架姿势

# 中小学生急救培训
## 内容与课程安排

## 一、基本原则

### 1 普及性原则

将应急救护培训与学生素质教育、健康教育相结合，根据学生年龄、年级分层培训，积极推进所有师生参与的应急救护普及培训。

### 2 实用性原则

坚持"简单易懂，规范易学，形象生动，实操为主"的方针，突出"初级、学生、现场"的特点，帮助学校师生掌握现场初级救护、灾害预防、逃生避险、常见急症救护等基础知识和实用性技能。

## 3 公益性原则

　　坚持把学校应急救护培训工作作为一项以人为本的民生工程来抓好抓实，突出公益性宣传和急救技能培训为主，大力倡导人道救援精神和志愿服务理念，注重社会效益。

# 二、培训内容

　　参考不同年龄层必备的急救知识和技能设置培训内容，结合新加坡、中国香港、中国台湾等中小学生自救互救培训经验。分三个层次确定培训内容，分别为：

## 1 小学学生（低年级急救培训课程）

　　急救培训大纲内容包括：紧急情况识别、正确拨打120、CPR 简单操作、AED 简单使用、异物卡喉识别与急救、简单止血包扎等。

## 2 初中学生（中年级急救培训课程）

　　急救培训大纲中内容包括：紧急情况识别、正确拨打 120、CPR 操作、AED 使用、异物卡喉识别与急救、简单止血包扎、紧急情况下协助成人急救等内容。

## 3 高中学生（高年级急救培训课程）

急救培训大纲中内容包括：紧急情况识别、正确拨打 120、CPR 操作（实操＋考核）、AED 使用（实操＋考核）、异物卡喉识别与急救、止血、包扎、固定、搬运及其他紧急情况处理等。

## 三、培训安排

根据年龄分层设置相应的急救培训课程，高中生培训时长设为 4 个课时，初中学生为 3 个课时，小学生培训时长为 2 个课时。学生的应急救护培训重点放在军事训练课程中进行，不增加学校日常的教学负担，同时可以结合学校下午放学后课程，寒暑假学生的社会实践活动等方式开展急救培训学习。培训形式同样采用线上理论，线下实际操作的教学方式进行。

52检